U0220409

放射科住院医师规范化培训模式探索与实践

张景峰　　陈　峰　　阮凌翔　　主编

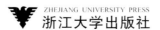

ZHEJIANG UNIVERSITY PRESS
浙江大学出版社

图书在版编目（CIP）数据

放射科住院医师规范化培训模式探索与实践 / 张景峰，陈峰，阮凌翔主编. — 杭州：浙江大学出版社，2017.4

ISBN 978-7-308-16777-2

Ⅰ. ①放… Ⅱ. ①张… ②陈… ③阮… Ⅲ. ①放射医学－医师－岗位培训－研究 Ⅳ. ①R81

中国版本图书馆CIP数据核字（2017）第061088号

放射科住院医师规范化培训模式探索与实践

张景峰　　陈　峰　　阮凌翔　　主编

责任编辑	张　鸽
责任校对	季　峥
封面设计	黄晓意
出版发行	浙江大学出版社
	（杭州市天目山路148号　邮政编码310007）
	（网址：http://www.zjupress.com）
排　　版	杭州兴邦电子印务有限公司
印　　刷	杭州杭新印务有限公司
开　　本	880mm×1230mm　1/32
印　　张	5
字　　数	110千
版 印 次	2017年4月第1版　2017年4月第1次印刷
书　　号	ISBN 978-7-308-16777-2
定　　价	35.00元

《放射科住院医师规范化培训模式探索与实践》

编 委 会

序

　　住院医师规范化培训(简称住培)是每一位临床医师成长的必由之路。1993年,中华人民共和国卫生部印发了《关于实施临床住院医师规范化培训试行办法的通知》,标志着我国住培工作的正式开始。随着社会经济的快速发展和医学技术的不断进步,原有的住培制度和管理体系已经不能满足当今社会的需求。

　　中国的住院医师培训制度起源于北京协和医院。近百年来,北京协和医院参照美国约翰·霍普金斯的培训模式,植根于中国医疗发展的沃土,引领着中国医学人才的培养之路。北京协和医院放射科自保罗·霍奇斯教授担任第一任主任以来,一直遵循严格的住院医师培训制度。多年的实践证明,对住院医师系统规范的培训是一名放射科医生终身职业生涯的基石。在全国范围内开展放射学住培工作的时间最早可以追溯到1991年。1991年8月22—24日,由中华医学会放射学会和继续教育部共同主持的"医学影像学住院医师培训规范研讨会"

在北京召开。时任放射学会主任委员的刘玉清教授和来自全国医学影像科或放射科的教授、主任等36名代表参加了会议。经过与会代表的认真讨论和反复酝酿,起草并通过了《医学影像学住院医师培训规范和实施方案(讨论稿)》。这是我国影像专业住院医师规范化培训的最早纲领性文件。

为了适应新的医疗改革形势并与国际接轨,国家卫生和计划生育委员会(简称国家卫计委)先后出台了《关于建立住院医师规范化培训制度的指导意见》(国卫科教发〔2013〕56号)、《住院医师规范化培训管理办法(试行)》(国卫科教发〔2014〕49号)、《住院医师规范化培训招收实施办法(试行)》和《住院医师规范化培训考核实施办法(试行)》(国卫办科教发〔2015〕49号)等文件。这些文件成为我国开展住培工作的纲领性文件。

浙江大学医学院附属第一医院(简称浙大一院)作为国内较早开展住培工作的教学医院之一,历来重视医学生和临床医生的教育和培养。本书涵盖了浙大一院放射科各位同仁对国家住培大纲要求的领会及近年来住培工作的经验总结,针对目前实际工作中普遍存在的问题,结合浙大一院和浙江省兄弟医院实际情况,从完善培训制度、创新培训体系、激发师资和学员积极性入手,经过积极探索和实践,摸索出了一套较为完整的放射科住院医师规范化培训方案和实施细则。

《放射科住院医师规范化培训模式探索与实践》一书从规章制度制定、轮转计划安排、培训过程落实、考核体系建立、培训质量监督等方面进行了系统梳理,提炼出了"规范制度、分层教学、严格执行、同质管理"四大住培工作的基本思路与原则,每一部分内容自成体系,结合起来又是一个有机的整体,对新模式下兄弟医院开展住培工作具有一定的引导、借鉴和启示作用。此外,本书内容兼顾了非放射专业学员的培训要求,为兄弟医院非放射专业学员在放射科轮转培训模式的探索提供了积极的借鉴和参考。

新模式下的国内放射学基地的住培工作刚刚起步,尚缺乏成熟的工作流程与经验。本书的出版发行将为放射学基地的住培学员、带教师资和管理人员提供可参考的标准和规范。随着培训工作的进一步深入,新问题、新情况还会不断出现,需要我们广大的同行共同去面对和解决,通过大家的共同努力,使放射学基地的住培工作日臻完善,为国家培养合格的医疗人才。

北京协和医院放射科

金征宇

2017 年 1 月 20 日

3

前　言

　　浙江大学医学院附属第一医院(简称浙大一院),创建于1947年,自1986年开始逐步开展住院医师规范化培训(简称住培)工作。2007年,浙大一院成为原卫生部首批专科医师试点培训基地;2011年,成为浙江省首批住院医师规范化培训基地;同年9月,成为英国爱丁堡皇家外科学院、香港外科医学院联合认证的高级培训基地;2014年,成为国家首批住培基地,设有包括放射学在内的19个专业基地;2015年,先后成为全国首批住院医师规范化培训示范基地和"中国住院医师培训精英教学医院联盟"创始成员。

　　为严格执行国家相关规定,切实做好放射学专业基地的住培工作,保证培训质量,浙大一院放射科成立了放射学专业基地医学教育工作组,形成了由科主任全面负责、分管副主任主要负责、培训秘书协助管理、放射科全体师资共同参与的团队管理与培训模式。同时结合本基地的实际情况,以国家卫计委《住院医师规范化培训内容与标准(试行)》文件为蓝本,制定了

1

针对不同专业、不同层次住院医师的分层培训方案与实施细则,尤其强调放射科住院医师临床实践能力的阶梯式培养,以及以胜任力为导向的考核评价指标,形成了一套较为完整的放射科住院医师规范化培训体系。经过近一年的实践,证明该体系符合实际工作需要,受到了学员及教师的好评。

在国家系列住培文件的指导下,经过近一年的工作,我们体会到,"规范制度、分层教学、严格执行、同质管理"是做好住培工作的基本思路与原则。这也是本书所具有的主要特点。

1. 规范制度

紧扣国家住培大纲要求,把握放射科住院医师的成长规律,强调临床影像诊断思维能力的培养,制定了完善的培训、管理制度,包括入科教育制度、考勤制度、请假制度、教学读片制度、病例讨论制度、小讲课制度、出科考核制度及360°评价制度等。

2. 分层教学

分层教学有几层含义。

(1)针对不同专业、不同层次住院医师的培养目标,制定了详细的分层培训方案与实施细则。

(2)强调放射科住院医师临床实践能力的"九级"阶梯式培养,以及以胜任力为导向的考核评价指标,旨在全方位提高放射科住院医师的学科理解、诊断思维、急诊处理、技能操作、人际沟通、学术交流、科研与教学等综合素质。

(3)教学步骤及细节上的创新,如针对放射科住院医师的日常升级考试,提出了"多站式"综合读片能力测试。根据住培的不同阶段,进行疾病分级教学,循序渐进,由易到难。

（4）在考核评价上,根据培训阶段及个人能力,考虑到不同层次的要求。如,对于本院住院医师,将结业时病例报道及学术论文作为必备条件;对于联合体内的住院医师,则按国家规定完成培养工作。

3. 严格执行

再好的制度,如果没有坚定的执行力,也是空谈。因此,强调无条件严格执行国家及基地的住培制度是住培工作成功的关键。对于非影像专业住院医师的考核评价,工作组经过反复讨论和实践,制定了日常考核与出科考核相结合的综合评价模式。对每项制度均落实到位。如:在每位非影像专业住院医师轮转培训结束时,如果日常考核未达到要求,则将不予出科考核,必须重新参加轮转培训。另外,严格管理和记录各类教学活动是执行力的有力保障。上述措施得到了住院医师和带教老师的一致好评。

4. 同质管理

我国幅员辽阔,不同地区和单位的影像学业务水平、专业人员配置及设备条件等发展极不平衡。由于多方面的原因,影像科室的组织建制和设置也不尽合理和一致。因此,影像专业住培工作开展的水平在全国各地也参差不齐。时至今日,放射科已经成为开展住培工作的独立专业基地之一。在全国,已有住培示范基地及精英教学医院联盟。在浙江,浙大一院也有由7家医院组成的住培基地联合体。为了在这些机构内并最终在全国范围内达到住培工作的均质化或同质化,必须有相对统一的制度及可操作性的规范细节。因此,本书在此方面也做了有益的尝试。

感谢浙江大学医学院附属第一医院放射科规培住院医师杨飘、薛星、杨积昌、葛秀红、叶兆丹、林洋洋、赵雄烽、朱鹏程、王馨莹、郑尚剑、潘珍珍、王俊丽、滕海娟、杨天、黄盛鹏、黄朝斌、宋梦晨、王盼及余子牛等在本书编写过程中所做的贡献!

鉴于国内正规的放射科专业基地的住培工作尚处在襁褓时期,缺乏成熟的经验,我们将浙大一院放射科相应的住院医师规范化培训工作制度与实施细则、方案汇编成册,以飨同行。目的是抛砖引玉,并为国内同行提供一点参考和借鉴。由于实践时间尚短,本书内容一定会存在诸多缺点、疏漏甚至错误,在此,衷心希望能得到广大读者的批评和指正。

浙江大学医学院附属第一医院放射科

主　任　陈　峰

副主任　张景峰

副主任　阮凌翔

2017 年 1 月 10 日

目　录

第一章
管理制度与规范

　　根据国家卫计委《关于建立住院医师规范化培训制度的指导意见》(国卫科教发〔2013〕56号)、《住院医师规范化培训管理办法(试行)》(国卫科教发〔2014〕49号)、《住院医师规范化培训招收实施办法(试行)》和《住院医师规范化培训考核实施办法(试行)》(国卫办科教发〔2015〕49号)的文件精神,结合浙江省和浙大一院实际情况,经放射科住培教育工作组讨论决定,特制定浙大一院放射科住院医师规范化培训基地(科室)管理制度、住院医师轮转管理办法、管理人员及师资岗位职责、师资评价方案等,请相关人员遵照执行。

第一节　放射科住院医师规范化培训基地
(科室)管理制度

一、入科教育制度

(一) 放射科入科教育
每月1次,在每月的第一个工作日上午进行。

（二）主要形式

1. 基地主任或分管住培工作的副主任针对科室概况、各类管理制度、住培内容及要求、放射科危急值处理、出科考核等内容进行系统讲解。

2. 住培秘书针对对比剂过敏反应的识别及处理流程进行培训。

3. 住院总医师针对PACS的使用以及放射诊断报告的书写规范进行培训。

（三）参加人员

所有当月进入放射科轮转的住院医师必须参加并完成反馈测试。

（四）登记审核

每次入科教育结束后必须完成登记，由教学秘书负责审核并存档。

二、考勤及请假制度

1. 严格按照医院的作息时间按时上下班。每天实行上班签到制，具体由住院总医师负责。

2. 工作日早上8:00在读片室签到，并参加疑难病例读片会。

3. 严格执行请假制度，并将请假情况作为出科考核的依据。

（1）请假半天以内，可以向住院总医师申请，并告知带教老师。

（2）请假半天以上且在3天以内，需要上交经科主任或分管教学副主任签字的书面请假条，由住院总医师进行科室备案。

（3）请假3天及3天以上，需要上交经科主任或分管教学副主任签字的书面请假条,而且必须由教学部批准并进行备案。

书面请假流程:登录医院内网→公共文档→教学部文档中下载请假单,提出请假申请,并按照请假时间办理请假审批流程。

三、疑难病例讨论制度

(一) 疑难病例讨论时间

每周4次,一般在周二至周五早上8:00进行(节假日除外)。

(二) 主要形式及流程

由1名影像专业住院医师和1名进修医师分别挑选日常工作中遇到的1~2例疑难病例。原则上,实行三级医师读片制,具体流程如下。

1. 住院医师或进修医师汇报病史,描述并分析影像学表现,得出初步诊断结论,提出主要鉴别诊断。

2. 1位主治医师和(或)报告审核医师进一步分析、补充;接着由1位具有高级职称的医师发表意见和见解,并进行临床思维指导。

3. 科室主任点评、总结。

(三) 参加人员

所有住院医师必须参加并签到。另外,参加人员还包括进修医师和在岗的放射诊断医师。每日三级读片医师安排详见排班表"读片"一栏。

(四) 登记审核

每次疑难病例讨论结束后必须完成登记,由教学秘书负责审核并存档。

四、教学读片制度

（一）读片时间

放射科教学读片每两周1次,定于每月第一周和第三周的周四18:00进行。

（二）主要形式及流程

由1名带教老师和1名影像专业住院医师共同准备1～2个影像教学病例。具体流程如下。

1. 病史汇报。首先由住院医师汇报病史,包括患者各项实验室检查及其他影像检查结果;然后由带教老师补充病史,指导住院医师分析病史。

2. 影像表述与分析。首先由住院医师对影像检查进行核实,对病变的影像学表现进行描述;然后由带教老师及时纠正住院医师在阅片过程中的不规范之处。

3. 诊断与鉴别诊断。住院医师根据病例的影像学表现,结合临床病史、实验室检查以及其他影像学检查资料,提出可能的诊断与鉴别诊断;带教老师为全体住院医师讲解病例的诊断与鉴别诊断思路,并指导住院医师为明确诊断提出所需进一步检查的计划和方案。

4. 思维拓展。结合病例,带教老师有层次地设疑提问,训练住院医师独立思考问题、独立诊疗疾病的临床思维能力;联系理论基础,合理教授专业英语词汇,介绍医学新进展,并指导住院医师阅读有关书籍、文献和参考资料等。

（三）参加人员

所有住院医师必须参加并签到。

（四）登记审核

每次教学读片结束后必须完成登记,由教学秘书负责审核并存档。

五、病例随访读片制度

（一）读片时间

每月第一、第二、第三和(或)第四个周一早上8:00～9:00。

（二）主要形式

1. 早读片讨论病例影像病理回顾:每月第一个周一。主讲者为住院医师,实施三级读片制度。

2. 疑难病例随访读片:每月第二、第三和(或)第四个周一。主讲者为主治医师或B1级以上的住院医师,实施三级读片制度。

（三）具体要求及流程

1. 早读片讨论病例影像病理回顾:病例为1个月内经科室早读片讨论过的每日疑难病例(并已有病理或临床最终诊断),数量以5～8例为宜。具体流程如下。

（1）主讲者汇报简要病史,描述影像表现并说明之前的诊断和讨论意见。

（2）由1名主治医师和1名高级职称医师依次发言,可同意已有的科室讨论意见,也可提出新的诊断意见。

（3）主讲者公布病理结果并简要讨论。

（4）高级职称专家点评或总结。

2. 疑难病例随访读片:病例要求为经过病理或临床证实,疾病范围原则上为同一器官、系统相关或同一疾病相关的,数量以4～5例为宜。具体流程如下。

（1）主讲者汇报简要病史，描述影像表现。

（2）依次由 3 名住院医师或进修医师轮流分析并给出诊断意见。

（3）由 1 名主治医师和 1 名高级职称医师分别点评。

（4）主讲者公布答案，并结合文献进行分析、总结。

（5）科主任点评并小结。

（四）参加人员

所有住院医师、主治医师及高级职称医师必须参加并签到。

（五）登记审核

每次读片结束后必须完成登记，由教学秘书负责审核并存档。

六、小讲课制度

（一）小讲课时间

放射科小讲课要求每周 1 次。影像专业住院医师的小讲课于每周一 18：00 进行，非影像专业住院医师的小讲课于每周三中午 12：00 进行。

（二）主要形式

1. 影像专业住院医师：按照放射科住院医师的培训内容和细则要求，由 1 名住院医师针对当周的学习内容制作 PPT，组织全体影像专业住院医师集中学习，同时由 1 名带教老师现场辅导并答疑。

2. 非影像专业住院医师：每月由 4 名授课老师（经放射科住培教育工作组考核认定）分别针对中枢神经系统、胸部、腹部及骨关节系统的常见病、多发病对非影像专业住院医师进行授课，重点强调影像检查方法的选择以及危急值的处理。

（三）参加人员

按小讲课类型，影像专业住院医师与非影像专业住院医师分别参加并签到。

（四）登记审核

每次小讲课结束后必须完成登记,由教学秘书负责审核。讲课原始材料(课件、讲义、教案)必须存档。

七、高级职称专家讲座制度

1. 高级职称专家讲座:每月1次,定于每月最后一个周一早上8:00—9:00进行。

2. 形式:由科室主任医师或副主任医师结合最新专业发展或临床需求,选择相关主题讲解,旨在提高下级医师业务水平。

3. 参加人员:科室所有住院医师、进修医师、主治医师、当日在岗高级职称医师及其他感兴趣者。

4. 审核登记:每次讲座结束后必须完成登记,由教学秘书负责审核并存档。

八、出科考核制度

（一）时间与地点

一般在每月的最后一个工作日下午,在阅片室进行出科考核,遇节假日则提前。

（二）内容与形式

考核内容一般包括理论笔试、病例影像读片及影像报告书写三部分。理论笔试和病例影像读片均从题库里随机抽取;读片过程中的诊断思维以口试或在线形式进行。

（三）组织与实施

参加的人员包括放射科主任或分管副主任、放射诊断组带教老师1~3名、住培秘书、住院总医师等。

第二节　放射科住院医师轮转管理办法

一、住院医师类别

1. 根据住院医师来源,住院医师分为本院住院医师、住培基地联合体住院医师、本院研究生以及外院住院医师。

2. 根据住院医师的二级学科专业,分为影像专业住院医师和非影像专业住院医师。

二、轮转计划及工作岗位安排

轮转计划及工作岗位安排严格按照教学部制订的轮转计划进行。

(一) 非影像专业住院医师

1. 轮转时间1个月:3周X线和1周CT。

2. 轮转时间2个月:4周X线、3周CT和1周MRI。

3. 轮转时间3个月:4周X线、6周CT和2周MRI。

(二) 影像专业住院医师

影像专业住院医师包括放射科(含放射介入)住院医师、超声科住院医师和核医学科住院医师。

1. 超声科住院医师:共4个月,1个月X线,1.5个月CT,1个月MRI和0.5个月介入。

2. 核医学科住院医师:共10个月,2个月X线(含X线造影),5个月CT和3个月MRI。

3. 放射科住院医师:共27个月,按相应阶段的轮转计划和具体要求进行(参照放射科住院医师规范化培训方案及实施细则)。

三、考勤及请假制度

1. 严格按照医院的作息时间和放射科轮转岗位排班按时上下班。每天实行上班签到制,具体由住院总医师负责。

2. 工作日早上8:00在阅片室签到,并参加疑难病例读片会。读片结束按照排班表到相应岗位工作。不准迟到、早退和脱岗。住院总医师或住培秘书不定期抽查在岗情况。

3. 严格执行考勤和请假制度,并将考勤情况作为出科考核的依据。

(1) 请假半天以内,可以向住院总医师申请,并告知带教老师。

(2) 请假半天以上且在3天以内,需要上交经科主任或分管教学副主任签字的书面请假条,由住院总医师进行科室备案。

(3) 请假3天及3天以上,需要上交经科主任或分管教学副主任签字的书面请假条,而且必须由教学部批准并进行备案。

书面请假流程:登录医院内网→公共文档→教学部文档中下载请假单,提出请假申请,并按照请假时间办理请假审批流程。

4. 夜班帮班:主要跟随当班的老师熟悉放射诊断值班的工作流程,并协助完成各类影像检查报告。一般至晚上21:30,次日照常上班。

四、出科考核

出科考核主要包括考勤、日常工作完成情况及出科考试成绩等。

（一）考勤

考勤包括有无迟到、早退或脱岗等违纪情况。

（二）日常工作完成情况

日常工作完成情况包括规定病种影像报告完成率、影像报告质量、参加科室教学活动及《住院医师规范化培训登记手册》填写情况等。

（三）出科考试

1. 时间与地点：一般在每月的最后一个工作日下午在阅片室进行出科考核，遇节假日则提前。

2. 内容与形式：一般包括理论笔试、病例影像读片及影像报告书写三部分。理论笔试和病例影像读片均从题库里随机抽取；读片过程中的诊断思维以口试或在线形式进行。

3. 组织与实施：由放射科主任或分管副主任、放射诊断组带教老师1～3名、住培秘书、住院总医师等共同组织与实施。

【注意】若日常考核不合格，不得申请出科考核；若出科考核未达到相关要求，则允许补考一次；若补考仍不合格，则必须重新轮转。

第三节　放射科住培管理人员及师资岗位职责

放射科基地（科室）成立住培教育工作组。基地（科室）主任担任住培教育工作组组长,为第一负责人;分管副主任担任副组长,负责具体工作的落实。住培教育工作组定期召开例会,解决实际问题,注重住培工作质量的持续改进。

一、放射科基地(科室)教育工作组组长岗位职责

放射科基地(科室)教育工作组组长即放射科基地(科室)负责人,其职责如下。

1. 基于国家住培大纲及放射专业特点,制订本专业学员的培训计划及师资发展计划。

2. 负责管理本专业基地(科室)内所有学员及师资的准入、培训和考评工作。

3. 负责根据国家住培大纲对教学质量进行全程监督,促进培训质量的改进。

4. 持续开展教学研究及人才优化。

5. 统筹专业基地考核题库、教学资源库建设,制订教学活动计划。

6. 负责推动住培联合体专业基地培训的同质化。

7. 本专业基地(科室)的住院医师和带教师资工作例会每半年至少召开1次,解决实际问题;例会须有记录,并接受院级管理部门的随机抽查和年终检查。

二、放射科基地(科室)教育工作组副组长岗位职责

放射科基地(科室)教育工作组副组长岗位职责如下。

1. 协助组长完成放射科基地(科室)住培管理工作。

2. 落实本专业基地(科室)住院医师的入科教育和培训计划。

3. 落实本专业基地(科室)的师资发展计划,组织师资培训。

4. 搭建专业基地(科室)内学员师资沟通渠道,关心住院医师在工作和学习中遇到的问题,及时将问题反馈给基地主任并能够有效地解决。

5. 负责审签住院医师轮转出科考核手册。

6. 组织专业基地(科室)内教学巡查。

三、放射科基地(科室)教育工作组秘书岗位职责

放射科基地(科室)教育工作组秘书岗位职责如下。

1. 负责专业基地(科室)教学任务的沟通及落实,协助组长、副组长完成专业基地住培管理工作。

2. 制定每月轮转住院医师的带教老师分配名单,督促带教老师及时完成带教学员的教学任务。

3. 落实住院医师的日常考核工作,包括考勤、工作量统计及参加教学活动等。组织学员出科考核。

4. 认真做好本专业基地(科室)住培工作相关的原始资料整理与归档工作,积极参与教学优化。

四、放射科基地(科室)带教老师岗位职责

放射科基地(科室)带教老师岗位职责如下。

1. 按照国家住培大纲要求,认真落实住院医师的规定病种、规定操作的培训带教,监督并指导住院医师完成培训计划。负责及时审核住院医师培训日志记录。

2. 严格执行疑难病例读片与报告书写制度,指导并督促住院

医师认真收集病史、规范读片与书写报告、积极参加教学活动等。

3. 关注住院医师的思想、学习、工作和生活，注重培养住院医师的职业素养、专业知识、操作技能、临床思维、沟通能力及合作能力等。

4. 关注住院医师轮转培训期间的各方面表现，每月进行综合评价。出科前负责审核住院医师轮转培训内容，包括规定病种、操作完成率及报告书写情况等，并客观地进行评分。

5. 收集、整理并不断地更新教学病例库，丰富本专业基地（科室）的教学资源。

6. 及时发现教学中存在的问题并将其反馈给专业基地（科室）教学工作组，参与教学优化。

7. 在师资资格认定一年内须获得省级及以上住院医师师资证书，且每年参加医院或医院以上层面组织的师资培训至少一次，着重于新的教学理念、教学手段、教学方法及教学评价等教学能力的提升。

8. 接受专业基地（科室）教学工作组的管理和教学部的监督。

第四节 放射科住院医师规范化培训师资评价方案

一、带教老师筛选

带教老师的筛选条件包括以下几个方面。

1. 中级职称3年及以上。

2. 临床业务能力好。

3. 教学意识及带教能力较强。

4. 医德医风良好。

二、带教老师半年度评价

带教老师半年度评价以教学工作量及完成质量为评价指标。在每年 4 月上旬及 10 月上旬,分别进行一次半年度评价,评价结果作为师资绩效的重要组成部分。具体评价方法如下。

(一)学员考核

在住培期间,学员的日常考核内容是否保质保量完成;带教老师是否及时完成住培系统信息的审核;学员出科考核是否合格。

(二)教学活动

带教老师所参与的教学活动,如小讲课、教学读片、病例讨论、出科考核、技能培训及命题等,以教学秘书留档/录入为准,由放射科医学教育工作组根据完成教学的质量情况综合评定。

(三)教学技能

1. 教学读片:由医学教育工作组安排,每半年开展一次教学读片评价。

2. 学员影像诊断报告质量抽查:教育工作组每半年对其学员所完成的电子/手写影像报告进行抽查,并对报告书写质量进行评价、记录。

(四)学员评价与反馈

学员出科时对带教老师进行综合评价。如果出现不合格的情况,教学部将通过信息系统及时反馈给专业基地。

第五节 放射科医学教育工作组架构

放射科医学教育工作组架构见图1-1。

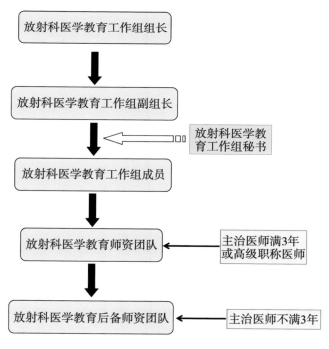

图1-1 放射科医学教育工作组架构

第六节　放射科住院医师规范化培训轮转流程

放射科住院医师规范化培训轮转流程见图1-2。

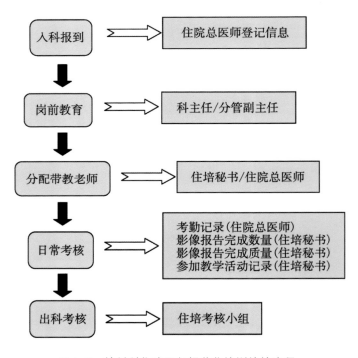

图1-2　放射科住院医师规范化培训轮转流程

第二章
培训方案及实施细则

　　为贯彻落实国家卫计委《关于建立住院医师规范化培训制度的指导意见》(国卫科教发〔2013〕56号)、《住院医师规范化培训管理办法(试行)》(国卫科教发〔2014〕49号)、《住院医师规范化培训招收实施办法(试行)》、《住院医师规范化培训考核实施办法(试行)》(国卫办科教发〔2015〕49号)、《浙江省住院医师规范化培训基地认定办法(试行)》和《浙江省住院医师规范化培训基地管理办法(试行)》(浙卫发〔2011〕68号)等文件精神,进一步促进住培工作规范化,提升培训质量,结合浙江省和浙大一院实际情况,放射科住培教育工作组分别制定了针对非影像专业住院医师、超声科和核医学科住院医师以及放射科住院医师在放射科进行规范化培训的具体方案和实施细则。

第一节　　非影像专业住院医师培训方案及实施细则

一、培训目标

　　严格贯彻执行国家卫计委《住院医师规范化培训内容与标准

（试行）》的具体要求，强调对非影像专业（包括内科、外科、麻醉科、急诊科及病理科等）住院医师进行基本理论、基本知识和基本技能的培训。具体目标如下。

1. 掌握各系统、各种放射影像检查方法（X线、CT、MRI、DSA等）的临床选择原则和综合应用，以及正常影像表现。掌握放射科常见危急值的报告流程。

2. 熟悉放射影像学的基本理论，包括X线、CT和MRI的成像原理与检查方法。熟悉放射影像学的观察和分析方法及放射影像诊断报告的书写原则。熟悉各种辐射防护措施。

3. 了解以放射影像为主的医学影像学现状和发展前景，建立较为完整的现代医学影像概念（包括影像诊断及介入治疗）。了解放射影像学在临床疾病诊治过程中的应用价值和局限性。

二、培训方法

放射科住院医师规范化培训方法按浙大一院教学部规定统一执行。放射科有一位副主任专门负责安排、指导、督促受训人员的学习、工作及出科考试。日常培训实行指导老师负责制，包括医德医风、基本理论和基本技能培训等。

三、培训形式

（一）入科教育与岗前培训

1. 熟悉放射科工作环境、日常工作内容及各种放射影像检查流程。

2. 放射防护与消防安全培训。

3. 对比剂过敏反应的判断及紧急处理流程培训。

（二）临床技能培训

在放射科带教医师的指导下，对各系统X线平片、CT或MRI图像进行阅读并书写报告，由上级医师进行审核。具体要求如下。

1. 基本要求

临床技能培训基本要求见表2-1，参照国家执业医师考试大纲（技能操作部分）及浙江省住院医师规范化培训大纲，包括所有的非影像专业住院医师。

表2-1　放射科轮转学习的病种及例数基本要求

系统（检查技术）	疾病名称	例　数
神经系统（以CT为主）	脑血管病（包括脑出血、脑梗死及SAH等）	10
	脑外伤（包括颅骨骨折、硬膜外/下血肿）	5
呼吸、循环系统（以X线平片和CT为主）	肺炎	10
	肺脓肿	5
	肺结核	5
	肺癌	5
	气胸	5
	胸腔积液	5
	支气管扩张	5
	慢性支气管炎、肺气肿	5
	高血压性心脏病	3
	风湿性心脏病	3
	心包积液	3

续表

系统(检查技术)	疾病名称	例　数
消化、泌尿系统（以X线平片和CT为主）	消化道穿孔	5
	肠梗阻	5
	肝硬化	5
	肝癌	5
	肝囊肿	5
	肝血管瘤	5
	胰腺炎	5
	胰腺癌	5
	胆系结石	5
	消化道肿瘤(食管癌、胃癌、结肠癌)	10
	胃十二指肠溃疡(造影检查)	3
	食管静脉曲张	3
	泌尿系结石	5
	腹部外伤(肝、肾、脾损伤)	3
骨关节系统（以X线平片为主）	骨折(长骨、肋骨)	10
	骨肿瘤(骨软骨瘤、骨巨细胞瘤、骨肉瘤)	5
	退行性骨关节病	5

2. 特殊专业要求

（1）神经内科住院医师：至放射科轮转培训1个月。掌握系统、正规的CT、MRI读片方法和神经系统常见疾病的影像学表现。

（2）神经外科住院医师：至放射科轮转培训1个月。

1）轮转目的:重点学习神经系统 CT、MRI、脑血管造影等医学影像学的基本理论。熟悉神经介入放射学的基本理论、应用原则及基本操作技术。

2）基本要求:参与下述疾病的放射检查和放射诊断(见表2-2)。

表2-2 放射科轮转学习的病种及例数要求(神经外科专业)

疾 病	最低例数	疾 病	最低例数	疾 病	最低例数
脑出血	10	颅骨骨折	10	听神经瘤	10
脑梗死	10	脑挫裂伤	10	颅咽管瘤	10
动脉瘤	10	硬膜外出血	10	垂体瘤	10
动静脉畸形	10	硬膜下出血	10	脊柱脊髓病变	20
脑膜瘤	10	胶质瘤	10		

（3）骨科住院医师:至放射科轮转培训3个月,在X线、CT、MRI各轮转1个月。

1）轮转目的:掌握全身各骨关节的 X 线、CT、MRI 的正常解剖学图像。熟悉全身各骨关节骨折、脱位、骨病等的 X 线、CT 及 MRI 诊断。

2）基本要求:要学习的病种及例数要求见表2-3,基本技能操作要求见表2-4。

表2-3　放射科轮转学习的病种及例数要求（骨科专业）

病　种	X线最低例数	CT最低例数	MRI最低例数
骨关节正常解剖图像	5	5	5
脊柱正常解剖图像	3	3	3
常见部位骨折	5	5	5
运动系统慢性损伤	5	5	5
颈椎病	5	5	5
常见部位关节脱位	1	1	1
腰椎间盘突出症	5	5	5

表2-4　放射科轮转学习的基本技能操作要求（骨科专业）

操作技术名称	最低例数
CT扫描方法（横断面、冠状面、矢状面）	10
X线机的操作和放射防护方法	10
骨科专科检查常用和特殊投照技术	10

（4）耳鼻咽喉科住院医师：至放射科轮转培训1个月。

1）轮转目的：掌握耳、鼻、咽喉、气管、食管的X线、CT及MRI的正常解剖学图像。熟悉以上各器官炎症、肿瘤、外伤等的X线、CT及MRI图像诊断。

2）基本要求：要学习的病种及例数要求见表2-5，基本技能操作要求见表2-6。

表2-5　放射科轮转学习的病种及例数要求（耳鼻喉专业）

病　种	X线最低例数	CT最低例数	MRI最低例数
耳部正常解剖图像	5	5	5
鼻及鼻窦正常解剖图像	5	5	5
咽、喉部正常解剖图像	5	5	5
中、内耳畸形	5	10	5
中耳疾病（炎症、肿瘤）	5	10	5
鼻及鼻窦疾病（炎症、肿瘤、外伤）	5	10	5
咽、喉部疾病（炎症、肿瘤）	5	10	5

表2-6　放射科轮转学习的基本技能操作要求（耳鼻喉专业）

操作技术名称	最低例数
CT扫描方法（横断面、冠状面、矢状面）	10
造影增强扫描	5
耳鼻咽喉检查常用投照技术	10
MRI在耳鼻咽喉部的检查方法	10
X线机的操作和放射防护方法	5

（5）病理科住院医师：至放射科轮转培训1个月。

1）轮转目的：掌握人体各系统的正常影像解剖、基本病变表现，常见疾病影像放射学的诊断与鉴别诊断要点，CT及MRI增强检查的原理及意义。了解消化道造影检查适应证和常见疾病的诊断，ERCP及MRCP常见病变表现，CT引导下脏器穿刺活检术的适应证和注意事项。

2）基本要求：要学习的病种及例数要求见表2-7。

表2-7　放射科轮转学习的病种及例数要求（病理专业）

病　种	最低例数	病　种	最低例数	病　种	最低例数
肺炎	10	肺脓肿	5	肺结核	10
肺肿瘤	10	支气管扩张	5	慢支、肺气肿	10
肺源性心脏病	5	高血压性心脏病	5	纵隔肿瘤	5
食管癌	5	食管静脉曲张	5	肠梗阻	5
胃、十二指肠溃疡	3	胃癌	5	结直肠癌	5
肝硬化	10	肝癌	10	肝血管瘤	10
胆石症	10	胰腺癌	5	肾脏肿瘤	5
脑血管意外	10	甲状腺肿瘤	10	唾液腺肿瘤	5
淋巴瘤	5	鼻咽癌	10	乳腺癌	10
骨肿瘤	10	软组织肿瘤	10		

基本技能要求：各系统、各种影像检查方法的选择和综合应用（10例）；常见疾病的X线、CT及MRI阅片100例。

（6）放射肿瘤科住院医师：至放射科轮转培训2个月。

1）轮转目的：掌握X线片、CT、MRI各项检查的适应证及各项检查前的准备，申请单的书写要求，头颈、胸部、腹部断面解剖，各种常见病及鼻咽癌、喉癌、肺癌、食管癌、淋巴瘤、胰腺癌、直肠癌等常见肿瘤的影像学表现。

2）基本要求：要学习的病种及例数要求见表2-8，诊断报告要求见表2-9。

表2-8　放射科轮转学习的病种及例数要求（放射肿瘤专业）

病　　种	最低例数	病　　种	最低例数
肺癌	20	乳腺癌	20
消化道肿瘤	5	鼻咽癌/头颈部肿瘤	5
泌尿生殖道肿瘤	5	其他	5

表2-9　放射科轮转学习的诊断报告要求（放射肿瘤专业）

技术名称	最低例数
X线（含乳腺钼靶）	10
胃肠造影	5
CT	25
MRI	10

（7）精神科住院医师：至放射科轮转培训1个月（参照浙江省住院医师规范化培训标准）。

1）轮转目的：掌握系统的、规范的CT和MRI读片方法，神经系统X线、CT和（或）MRI正常解剖的影像学表现，常见疾病的神经影像学表现、基本病变表现、常见疾病诊断及鉴别诊断要点。熟悉CT、MRI的基本原理和应用，神经影像学改变与神经系统体征和精神症状的关系。

2）基本要求：要学习的病种及例数要求见表2-10。

表2-10　放射科轮转学习的病种及例数要求（精神科专业）

病　　种	最低例数	病　　种	最低例数
脑梗死	20	脑膜炎	5
脑出血	10	中枢系统脱髓鞘病	5
蛛网膜下腔出血	5	椎间盘突出	2
颅内肿瘤	10	脑寄生虫病	1
脑炎	10	脑血管畸形	2

（8）麻醉科住院医师：至放射科轮转培训1个月（参照浙江省住院医师规范化培训标准）。

1）轮转目的：掌握常见疾病的影像学表现、影像学诊断与鉴别诊断。

2）基本要求：要学习的病种及例数要求见表2-11。

表2-11　放射科轮转学习的病种及例数要求（麻醉专业）

病　　种	最低例数	病　　种	最低例数
脑梗死	10	脑出血	10
蛛网膜下腔出血	10	脑炎	3
颅内及椎管内肿瘤	5	动脉瘤及脑血管畸形	5
中枢系统脱髓鞘病	3	脑膜炎	3
颅脑、脊柱外伤	5	椎间盘突出	5
颈椎病	5	常见部位骨折	10

（三）教学活动

1. 疑难病例讨论与术后病例随访读片

参考第一章第一节中"三、疑难病例讨论制度"和"五、病例随访读片制度"的相关内容。

2. 小讲课

每周三中午12:00，针对放射影像检查在胸部、腹部、头颅及骨关节等系统的临床应用与选择原则进行专题讲座。

3. 放射学术沙龙

每周四中午12:00～13:00是放射科医生固定的专业学习与交流时间，学习与交流的内容主要包括本专业领域的最新进展、英文学习、科研培训以及国内外学术会议交流等。

（四）推荐书目与杂志

1. 影像学专著包括《医学影像诊断学》（第3版，白人驹、张雪林主编）、《临床CT诊断学》（李果珍主编）、《介入放射学》（第3版，郭启勇主编）等（见参考文献）。

2. 中英文杂志有《中华放射学杂志》《国际放射学杂志》及*Radiographics*等。

四、考核与评价

（一）日常考核

日常考核包括日常考勤与签到记录、参加培训课程与教学活动记录、影像诊断报告数量与质量评价及《住院医师规范化培训登记手册》填写情况等，轮转培训安排及工作要求见图2-1～图2-3。

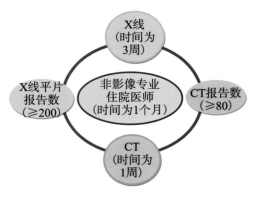

图2-1 非影像专业住院医师放射科轮转培训1个月安排及工作量要求示意图

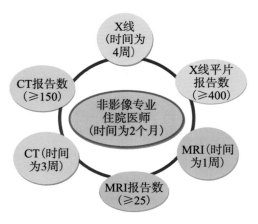

图2-2 非影像专业住院医师放射科轮转培训2个月安排及工作量要求示意图

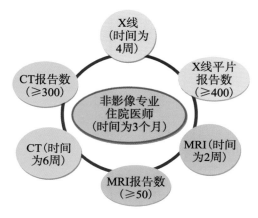

图2-3 非影像专业住院医师放射科轮转培训3个月安排及工作量要求示意图

（二）出科考核

1. 由科室考核小组执行，分管副主任、住培秘书和住院总医师必须参加。

2. 日常考核必须达到相应要求，才能申请出科考核。

3. 业务能力考核一般包括理论笔试、病例影像读片和影像报告书写三部分。理论笔试和病例影像读片均从题库里随机抽取，读片过程中的诊断思维以口试或在线形式进行。影像报告需手写一份并存档。

4. 出科考核未能达到相关轮转计划要求的，允许补考一次。补考仍不合格的，不予以出科，必须重新轮转。

（三）其他考核与评价方法

1. 360°评价工具

360°评价工具主要用于主观评价住院医师的人际交流能力和职业素质，如是否遵守医院规章制度、按时上下班等。这种住院医师评价将由各层次人员进行，如带教老师、技术员、护士、培训科室的其他住院医师、患者等。

2. 总结性评价与形成性评价

总结性评价与形成性评价用于评价住院医师各方面的能力,包括评价住院医师诊断报告质量、口头交流能力以及行医的安全性等。

形成性评价(formative evaluation)是相对于传统的总结性评价(summative evaluation)而言的。所谓形成性评价,是基于对学生学习全过程的持续观察、记录、反思而做出的发展性评价。形成性评价的主要目的是为了明确活动运行中存在的问题和改进的方向,及时修改或调整活动计划,以期获得更加理想的效果。

总结性评价又称"事后评价",一般是在教学活动告一段落后,为了解教学活动的最终效果而进行的评价。其目的是检验学生的学业是否最终达到了教学目标的要求。总结性评价重视的是结果,借以对被评价者做出全面鉴定,区分出等级,并对整个教学活动的效果做出评定。

第二节　超声科和核医学科住院医师培训方案及实施细则

总　则

放射影像学是一门涉及面广、系统性强、发展迅速、独立且成熟的学科,它主要包括X线诊断、X线造影诊断、计算机断层成像(CT)、磁共振成像(MRI)及介入放射学等临床应用方向。此外,放射影像学又与超声医学及核医学共同组成影像医学与核医学二级学科。

一、培训目标

严格贯彻执行国家卫计委《住院医师规范化培训内容与标准（试行）》关于"超声影像科及核医学科住院医师规范化培训细则"的具体要求，强调对受训对象进行基本理论、基本知识、基本技能的培训。具体目标如下。

1. 了解以放射影像为主的医学影像学现状和发展前景，建立较为完整的现代医学影像概念（包括影像诊断及介入治疗），明确医学影像学在临床疾病诊治过程中的价值和限度。

2. 熟练掌握医学知识及其在医学影像学中的应用，结合临床选择正确的影像检查方法（X线、CT、MRI、DSA等），以及最基本的临床急救技能。如有紧急情况或意外影像学发现（如危急值等），应及时告诉医生或合适的临床人员。

3. 了解各种放射检查的辐射剂量，熟悉各种辐射防护措施。

二、培训方法

放射科住院医师规范化培训方法按浙大一院教学部规定统一执行。放射科有一位副主任专门负责安排、指导、督促受训人员的学习、工作及出科考试。日常培训实行指导老师负责制，包括医德医风、基本理论及基本技能培训等。

三、培训形式

（一）入科教育与岗前培训

1. 熟悉放射科工作环境、日常工作内容及各种放射影像检查流程。

2. 放射防护与消防安全培训。

3. 对比剂过敏及紧急处理流程。

（二）行医技能培训

1. 放射影像诊断

在上级医师指导下,学员对各系统X线平片、CT、MRI图像进行阅读并书写报告,由上级医师进行审核。

2. 介入放射学诊疗操作

介入放射学诊疗操作有经皮穿刺活检术、经皮肝穿刺胆管引流术、经皮肝穿刺脓肿引流术及肿瘤血管栓塞术等。

（三）教学活动

1. 小讲课

小讲课每周1次,以课堂教学或病例读片形式进行。小讲课一般安排在周一18:00,由1名放射影像专业学员按照当周学习内容认真准备,由指导老师现场辅导与解答。

2. 专题讲座

专题讲座安排在每周三18:00。针对某一专题,由放射科老师为进修医生和住院医师讲课。

3. 放射学术沙龙

放射学术沙龙安排在每周四中午12:00,是放射科医生固定的专业学习与交流时间,内容主要包括本专业领域的最新进展、英文学习、科研培训以及国内外学术会议交流等。

4. 疑难病例讨论与术后病例随访读片

参考第一章第一节中"三、疑难病例讨论制度"和"五、病例随访读片制度"的相关内容。

（四）推荐书目与杂志

1. 影像学专著包括《医学影像诊断学》（第3版，白人驹、张雪林主编）、《临床CT诊断学》（李果珍主编）及《介入放射学》（第3版，郭启勇主编）等（见参考文献）。

2. 中英文杂志包括《中华放射学杂志》《国际放射学杂志》及 *Radiographics* 等。

四、考核与评价

（一）日常考核

日常考核包括日常考勤与签到记录，参加培训课程与教学活动记录，影像诊断报告数量与质量评价，敬业精神与职业素质等。

（二）出科考核

出科考核由科室考核小组执行，分管副主任、住培秘书和住院总医师必须参加。考核内容如下。

1. 医师职业道德考核及出勤率考核。

2. 业务能力考核，包括理论考核、病例读片分析及临床操作技能考核。

（三）其他考核与评价方法

1. 360°评价

360°评价主要用于主观评价住院医师的人际交流能力和职业素质，如是否遵守医院规章制度、按时上下班等。这种住院医师评价将由各层次人员进行，如带教老师、技术员、护士、培训科室的其他住院医师、患者等。

2. 总结性评价与形成性评价

总结性评价与形成性评价用于评价住院医师各方面的能力，包括评价住院医师诊断报告质量、口头交流能力及行医的安全性等。

细　则

一、超声科住院医师（至放射科轮转培训4个月）

（一）时间安排

超声影像专业住院医师至放射科轮转培训的时间安排为X线1个月、CT 1.5个月、MRI 1个月和介入0.5个月，共4个月，见图2-4。

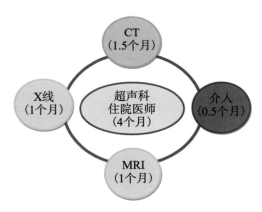

图2-4　超声科住院医师至放射科轮转培训4个月安排示意图

（二）培训目标

1. 熟悉放射影像学的基本理论，包括X线、CT和MRI的成像原理和检查方法、放射影像学的观察和分析方法及其诊断原则、放射影像诊断报告的书写原则，并完成如表2-12所列疾病例数的诊断报告书写。

2. 了解介入放射学的基本理论和应用原则、介入放射学的基本操作技术、X线投照和CT及MRI检查操作方法、放射影像学的临床应用价值和局限性。

（三）基本要求

基本要求见表2-12。

表2-12 放射科轮转学习的病种及例数要求（超声科住院医师）

系统（检查技术）	疾病名称	例 数
神经系统 （CT和MRI为主）	脑血管病（包括脑出血及脑梗死）	5
	脑肿瘤	5
	脑外伤	5
呼吸、循环系统 （以X线平片和CT为主）	肺部感染（包括肺结核）	5
	肺肿瘤	5
	支气管扩张	5
	纵隔肿瘤	5
	胸腔积液	5
	主动脉疾病	2
	心包积液	5
消化、泌尿、生殖系统 （以CT和MRI为主）	实质脏器肿瘤（包括肝脏、胰腺、胆系等）	10
	肝硬化	5
	胰腺炎	5

系统(检查技术)	疾病名称	例　数
消化、泌尿、生殖系统 (以CT和MRI为主)	胆系结石	5
	消化道肿瘤	5
	消化道溃疡(造影检查)	5
	泌尿系结石	5
	泌尿系肿瘤(包括肾、输尿管、膀胱等)	5
	子宫肿瘤	5
	卵巢肿瘤	5
骨关节系统	骨折(以X线平片为主)	5
	骨肿瘤(以X线平片为主)	2
	骨关节炎性疾病(包括结核、类风湿关节炎、强直性脊柱炎)	5
	退行性骨关节病	5

(四)具体要求

1. 在上级医师指导下,每天完成X线报告≥40份或CT报告≥25份或MRI报告≥15份。

2. 每月手写完成1份规范的影像诊断报告并存档。

3. 完成科室规定的各类教学活动和培训课程。

二、核医学科住院医师(至放射科轮转培训10个月)

(一)时间安排

核医学科住院医师至放射科轮转培训一共10个月,其中第一阶段5个月,第二阶段5个月,见图2-5。具体安排如下。

1. 第一阶段

第一阶段包括X线1个月、CT 2.5个月和MRI 1.5个月,一共5个月。

2. 第二阶段

第二阶段共5个月,X线、CT和MRI时间分配同第一阶段。

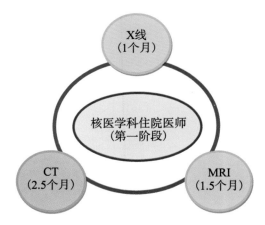

图2-5 核医学科住院医师放射科轮转培训第一阶段安排示意图

（二）培训目标

培训分为第一阶段和第二阶段。

1. 第一阶段(5个月)

（1）轮转目的:

1）掌握诊断报告的书写原则,并完成表2-13所列疾病报告书的书写例数。

2）熟悉放射学的基本理论,包括X线、CT和MRI的成像原理和检查方法,影像学图像分析及其诊断原则,放射性防护原则、外照射防护措施。

3）了解X线投照和CT、MRI检查操作方法，放射学诊断的临床应用价值和限度，电离辐射的生物学效应。

（2）基本要求：见表2-13。

表2-13　放射科轮转学习的病种及书写报告例数要求（核医学科住院医师第一阶段）

系统（检查技术）	疾病名称	最低例数
神经系统	脑出血	10
	脑梗死	15
	脑肿瘤	10
	脑外伤	10
呼吸、循环系统	肺结核	15
	肺肿瘤	10
	支气管扩张	10
	肺炎	10
	纵隔肿瘤	5
	胸腔积液	10
	心包积液	5
消化、泌尿系统	肝肿瘤	9
	肝硬化	8
	胰腺炎及肿瘤	10
	胆系肿瘤	5
	肾肿瘤	8
	膀胱肿瘤	5
	消化道肿瘤及溃疡（造影检查）	10

续表

系统（检查技术）	疾病名称	最低例数
骨关节系统	骨折	15
	骨肿瘤和结核	10
	骨关节病	20
放射性检测	工作场所放射性水平检测	2

（3）具体要求：

1）在上级医师指导下，每天完成X线报告≥40份或CT报告≥25份或MRI报告≥15份。

2）每月手写完成1份规范的影像诊断报告并存档。

3）完成科室规定的各类教学活动和培训课程。

2. 第二阶段（5个月）

（1）轮转目的：

1）掌握放射学的基本理论，包括X线、CT和MRI的成像原理和检查方法，影像学图像分析及其诊断原则，本专科常见病的诊断和鉴别诊断，并对本专科治疗项目的指征、技术操作有一定的认识和实践经验。

2）熟悉常见病放射学的诊断和鉴别诊断及其最佳影像检查方法，放射学诊断的临床应用价值和限度。

3）了解X线投照和CT、MRI检查操作方法，了解本专科国内外发展的最新动态，学习本专科的科研方法，并能在上级医师指导下进行简单的科研工作。

（2）基本要求：见表2-14。

表2-14　放射科轮转学习的病种及书写报告例数要求(核医学科住院医师第二阶段)

系　统	病　种	最低例数
头颈部	胶质瘤、脑膜瘤、垂体瘤、转移瘤	15
	脑出血、脑外伤	10
	脑梗死	20
	椎管内肿瘤、胆脂瘤、鼻窦肿瘤	5
	鼻咽癌、甲状腺癌	5
	痴呆	2
胸部	胸腔积液、气胸、液气胸	30
	肺肿瘤、胸膜肿瘤、乳腺肿瘤	20
	冠状动脉狭窄	10
	肺动脉栓塞	5
	支气管扩张	20
	肺炎、肺结核	40
	慢性阻塞性肺疾病	20
	胸腺瘤、淋巴瘤、神经源性肿瘤	5
	风湿性心脏瓣膜病、主动脉瘤、大动脉炎或夹层	5
	心包积液、冠状动脉钙化	10
腹盆部	胃肠道穿孔、肠梗阻、胰腺炎	10
	食管静脉曲张、食管癌、胃和十二指肠溃疡、胃癌、结直肠癌	10
	肝癌、肝血管瘤、肝硬化、胰腺癌、肾癌、胆囊炎、胆囊结石	10
	肾囊肿、肾结石	20

系　统	病　种	最低例数
腹盆部	膀胱癌、前列腺增生、前列腺癌、子宫肿瘤、卵巢肿瘤	10
血液系统	淋巴瘤、多发性骨髓瘤	10
骨关节系统	骨折、骨关节病	40
	骨肿瘤、骨结核	8

（3）具体要求：

1）在上级医师指导下，每天完成X线报告≥40份或CT报告≥35份或MRI报告≥20份。

2）每月手写完成1份规范的影像诊断报告并存档。

3）完成科室规定的各类教学活动和培训课程。

第三节　放射科住院医师培训方案及实施细则

总　则

　　放射影像学是涉及面广、系统性强、发展迅速、独立且成熟的一门学科，它主要包括X线诊断、X线造影诊断、计算机断层成像（CT）、磁共振成像（MRI）及介入放射学等临床应用方向。此外，放射影像学又与超声医学及核医学共同组成影像医学与核医学二级学科。因此，放射科住院医师同样需要在超声科和核医学科进行规定时间的轮转培训。

一、总体目标

严格贯彻执行国家卫计委《住院医师规范化培训内容与标准（试行）》中关于"放射科住院医师规范化培训细则"的具体要求，强调对受训对象进行基本理论、基本知识及基本技能的培训，使每位住院医师成为合格的临床放射科医师，同时具有一定的教学和科研能力。具体目标如下。

（一）学科理解

1. 了解以放射影像为主的医学影像学现状和发展前景，建立较为完整的现代医学影像概念（包括影像诊断及介入治疗）。

2. 明确医学影像学在临床疾病诊治过程中的价值和限度。

（二）行医技能

1. 具有良好的职业道德（有利他主义精神和奉献精神、有同情心、追求卓越、保密守信、遵守伦理、恰当处理利益冲突等）和人际沟通能力（有效地与患者、家属及医护人员进行信息交流和协作）。

2. 掌握正确的放射科临床思维与工作方法，以及最基本的临床急救技能。能够独立从事放射科临床工作。

（1）熟练掌握医学知识及其在医学影像学中的应用，结合临床选择正确的影像检查方法（X线、CT、MRI及DSA等），提出合理的、有临床意义的影像学诊断、鉴别诊断以及治疗方案或复查建议，出具书面影像诊断报告。

（2）如有紧急情况或意外影像学发现（如危急值等），应及时告知医生或相关的临床人员，并且在报告中写明。

（3）收集必要的和准确的患者病史，熟悉电子病历信息系统与利用网络资源；了解各种放射检查的辐射剂量，掌握各种辐射防护措施。

3. 树立终身接受医学教育的观点。

（1）总结实践经验，利用多种信息资源终身学习，不断地提高观察、认知、综合分析影像的能力和操作技能。

（2）正确、严格地应用科学文献，了解循证医学及其在临床实践中的应用。

（3）鼓励他人（包括学生、同行和其他医疗卫生人员）学习。

（三）资质认定

1. 通过执业医师资格考试和大型仪器设备上岗证考试。

2. 参加放射工作人员放射防护知识培训，并通过考核。

二、培训对象

培训对象包括医学院校毕业的影像医学与核医学专业本科生、硕士或博士研究生，以及住培联合体内其他医院的住院医师。

三、培训方法与时间安排

（一）培训方法

放射科由一位副主任专门负责安排、指导、督促受训人员的学习、工作及出科考试。日常培训实行指导老师负责制，包括医德医风、基本理论及行医技能培训等。

放射科住院医师采取以放射科培训为主，辅以在超声科、核医学科及其他指定的临床科室轮转培训；通过书写影像诊断报告，参加门、急诊临床影像工作和各种教学活动，完成规定的病种和基本技能操作数量的要求及专业理论知识的学习；认真填写《住院医师规范化培训登记手册》；规范书写病例及影像报告；高年资住院医师参与见习/实习医生的放射科临床带教工作,并协助上级医师指导低年资住院医师。

(二)时间安排

放射科住院医师规范化培训时间一共3年。其中,在放射科27个月,超声科3个月,核医学科(含PET)3个月,相关的指定临床科室3个月。具体如下。

1. 初级阶段(第1~12个月),即第一年,在放射科进行9个月的初级阶段规范化培训(包括C1~C3三个级别,每一级别3个月),另外在超声科进行3个月的轮转培训。

2. 中级阶段(第13~24个月),即第二年,在放射科内进行9个月的中级阶段规范化培训(包括B1~B3三个级别,每一级别3个月),另外在核医学科(含PET)进行3个月的轮转培训。

3. 高级阶段(第25~36个月),即第三年,在放射科各个专业组内进行9个月的高级阶段规范化培训(包括A1~A3三个级别,每一级别3个月)。另外,需要到指定的临床科室轮转培训3个月。

四、培训形式

(一)入科教育与岗前培训

1. 熟悉放射科工作环境、日常工作内容及各种放射影像检查流程。

2. 放射防护与消防安全培训。

3. 对比剂过敏及紧急处理流程培训。

(二)行医技能培训

1. 放射影像诊断。在上级医师指导下,放射科住院医师对各系统 X 线平片、CT、MRI 图像进行阅读并书写报告,再由上级医师进行审核。

2. 急诊和夜晚值班。在上级医师指导下,处于高级培训阶段的住院医师必须参加科室的急诊和夜晚值班。

3. X 线造影检查。在上级医师指导下,由住院医师独立操作完成检查;然后与上级医师讨论,并进行报告书写和诊断;最后由上级医师审核。此类造影主要包括消化道造影、泌尿生殖系统造影及其他造影,如术后胆管"T"管造影、瘘管或窦道造影等。

4. 介入放射学诊疗操作,如经皮穿刺活检术、经皮肝穿刺胆管引流术、经皮脓肿引流术、肿瘤血管栓塞术及经皮血管成形术等。

5. 与患者谈话,获得患者的知情同意,包括向患者解释影像检查、介入操作或治疗的目的、益处;其他可能的疗法及可能出现的并发症。

(三) 教学活动

1. 疑难病例讨论

参考第一章第一节中"三、疑难病例讨论制度"的相关内容。

2. 小讲课

参考第一章第一节中"六、小讲课制度"的相关内容。

3. 教学读片

参考第一章第一节中"四、教学读片制度"的相关内容。

4. 病例随访读片

参考第一章第一节中"五、病例随访读片制度"的相关内容。

5. 高级职称专家讲座

参考第一章第一节中"七、高级职称专家讲座制度"的相关内容。

6. 专题讲座

专题讲座时间安排在每周三18:00,由放射科老师针对某一专题为进修医生和住院医师讲课。

7. 放射学术沙龙

放射学术沙龙时间安排在每周四中午12:00,是放射科医生固定的专业学习与交流时间,主要包括本专业领域的最新进展、英文学习、科研培训以及国内外学术会议交流等。

8. MDT讨论会

根据医务部MDT中心安排的具体时间,由放射科与其他临床科室之间进行定期或不定期的MDT病例讨论。具体包括:

(1) 每周一晚上的肛肠科MDT讨论。

(2) 每周二上午的院士查房(肝胆胰疾病)MDT讨论。

(3) 每周三上午的神经外科MDT讨论。

(4) 每周四上午的泌尿外科MDT讨论。

(5) 其他不定期的MDT讨论。

(四)学术会议与交流

1. 杭州市疑难病例读片会

杭州市疑难病例读片会每两个月举行1次。针对不同的主题,由浙江省或杭州市医院轮流主持。鼓励参加第二年、第三年培训的放射科住院医师参加。

2. 浙江省医学会放射学分会学术年会

浙江省医学会放射学分会学术年会于每年7月举行。鼓励参加第三年培训的放射科住院医师参加。

3. 中华医学会放射学分会全国学术年会

中华医学会放射学分会全国学术年会于每年10月举行。鼓励参加第三年培训的放射科住院医师参加。

4. 中华医学会放射学分会各学组学术年会

中华医学会放射学分会各学组学术年会每两年举办1次。鼓励参加第三年培训的放射科住院医师参加。

（五）教学与科研能力培训

1. 协助教学病例收集和整理,参与指导低年资放射科住院医师或实习学生。

2. 在上级医师指导下,翻译1篇专业英文综述,并在科内报告;结合临床实践,鼓励完成1篇综述、个案报道或原著性论文。

五、考核与评价

（一）国家统一认证考试

放射科住院医师在参加规范化培训期间,需申请并通过国家组织的住院医师规范化培训结业考试。该考试包括理论笔试和临床技能操作考试。如果考试不合格,则不能取得合格证书。

（二）大型仪器设备上岗证考试

一般在每年11月份进行,全国的放射科医师均需要参加该考试。大型仪器设备上岗证包括CT上岗证、MRI上岗证等。

（三）年度考核与阶段考核

放射科住院医师在放射科轮转培训期间,每年需进行一次年度考核,每3个月进行一次阶段考核。考试形式多样,主要包括理论笔试、病例读片与分析、操作技能考试等,由放射科住培教育工作组具体安排。

临床操作技能考试主要包括胃肠道造影检查、血管介入操作（肝动脉化疗栓塞术等）和非血管介入操作（CT引导下经皮肺穿刺活检术）等。

年度考核还包括综合能力测试，如患者安全和辐射防护问题、模拟对比剂反应（如低血压休克）的识别、处理流程和预防性给药，以及错误防范、人际交流能力、敬业精神、职业道德等。

（四）日常考核

日常考核包括日常考勤与签到记录，参加培训课程与教学活动记录，影像诊断报告数量与质量评价，急诊临时报告符合率[①]，敬业精神与职业素质等。

（五）出科考核

出科考核由科室考核小组执行，分管副主任、住培秘书和住院总医师必须参加。

出科考核内容包括以下几个方面。

1. 本人轮转小结1份。

2. 医师职业道德考核及出勤率考核。

3. 业务能力考核，包括理论考核、病例读片分析及临床操作技能考核。

4. 翻译专业英文综述1篇，鼓励撰写综述或病例报告1篇。

---

①急诊临时报告符合率：住院医师夜间值班或日间出具的急诊临时报告，由上级医师审核后需要对住院医师的报告准确性进行评价，共有3种情况，即符合、基本符合和不符合。每季度对每个住院医师的急诊临时报告符合率进行统计，要求（符合率＋基本符合率）≥90%，并且以此作为高级阶段考核的重要指标。

（六）其他考核与评价方法

1. 360°评价

360°评价主要用于主观评价住院医师的人际交流能力和职业素质，如遵守医院规章制度、按时上下班等。这一评价将由各层次人员完成，如带教老师、技术员、护士、培训科室的其他住院医师、患者等。

2. 总结性评价与形成性评价

总结性评价与形成性评价用于评价住院医师的各方面能力，包括评价住院医师诊断报告质量、口头交流能力及行医的安全性等。其优点是快速、容易；缺点是对能力的评价往往过于主观。

细　则

一、初级阶段（第1～12个月，包括C1～C3级）

（一）时间安排

时间安排包括放射科9个月和超声科3个月。根据放射科基地的实际情况，受训人员在放射科的培训时间具体分配见图2-6。

（二）总体要求

总体要求包括系统熟悉放射科各种影像检查的基本理论、基本技能和临床应用，初步掌握放射科所涉及的常见病、多发病的诊断要点，熟悉各个专业组的日常工作程序、内容及涉及的相关临床知识。

1. 轮转目的

（1）掌握以下内容。

1）学科知识：医学影像检查（X线、CT、MRI、DSA等）的基本

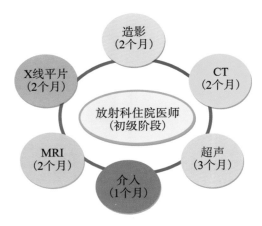

图2-6　放射科住院医师第一年轮转培训(初级阶段)安排示意图

理论、成像原理,以及放射防护基本原则与措施。

2)影像诊断:①医学影像的观察和分析方法、诊断报告的书写原则与规范,能够在PACS系统中用规范的影像诊断术语书写诊断报告;②各部位正常X线解剖与断层解剖,以及基本病变、常见病与多发病的X线/CT表现;③MRI检查的常规扫描序列及各部位正常MRI表现。

3)技能操作:X线数字胃肠造影的检查流程与操作规范。

(2)熟悉以下内容。

1)放射科工作环境及日常工作内容,工作场所放射性水平检测。CR/DR的常规摄片体位。

2)各种影像检查技术的选择及临床应用。医学影像诊断的临床价值和限度。

3)介入放射学的基本操作技术及临床应用。

2. 基本要求

住院医师在本阶段应完成X线病例≥2000份、X线造影病例（在上级医师指导下操作）≥150例、CT病例≥400例、MRI病例≥100例、介入观摩病例≥30例，其中应包括但不少于国家住院医师规范化培训细则所列疾病种类的诊断报告书写例数。

3. 具体要求

初级阶段包括C1、C2、C3级，每一级别3个月。

（1）临床影像诊断工作要求，见表2-15～表2-17。

表2-15　放射科住院医师初级阶段C1级培训影像诊断要求

器官系统	要　　求
中枢神经系统及头颈部	● 正常颅脑及基本病变(密度改变、脑结构改变——脑肿瘤定位、颅骨改变等)的CT表现。 ● 常见疾病(如脑出血、脑梗死)的CT诊断
呼吸系统	● 正常胸部的X线与CT表现(肺的分叶、分段)。 ● 基本病变影像表现(X线与CT)： 肺部：肺气肿、肺不张、肺实变、空洞与空腔、结节与肿块； 胸膜：胸腔积液、气胸、液气胸、胸膜增厚、粘连及钙化
循环系统	● 心脏、大血管的正常X线与CT表现。 ● 基本病变的影像表现(X线与CT)：心脏位置、形态和大小异常，肺血流异常等
消化系统	● 消化系统的正常X线与CT表现(肝的分叶与分段等)。 ● 基本病变影像表现(X线与CT)： 肝、胆、胰、脾：位置、形态、大小、密度等； 胃肠道：龛影、充盈缺损、憩室等。 ● 常见疾病影像表现：肝硬化，脂肪肝；胆囊结石、胆管结石；急性胰腺炎等
泌尿生殖系统	● 泌尿系统正常X线(包括IVP)、CT表现以及基本病变影像表现。 ● 常见疾病影像表现：泌尿系结石(肾结石、输尿管结石、膀胱结石)

续表

器管系统	要　　求
骨关节	● 骨关节正常X线表现。 ● 基本病变影像表现： 　骨：骨质疏松、骨质软化、骨质破坏、骨质增生硬化、骨膜增生、骨质坏死、骨与软骨钙化等； 　关节：关节肿胀、关节破坏、退行性变、关节强直。 ● 常见疾病影像表现：骨折与脱位（常见类型）

表2-16　放射科住院医师初级阶段C2级培训影像诊断要求

器官系统	要　　求
中枢神经系统及头颈部	● 正常颅脑及基本病变（肿块、囊肿、水肿、出血、梗死）MRI表现。 ● 常见疾病影像表现：脑出血，脑梗死（不同阶段演变过程）；脑膜瘤，星形细胞瘤，转移瘤；脑外伤，如脑挫裂伤、硬膜下血肿、硬膜外血肿；副鼻窦炎
呼吸系统	● 常见疾病影像表现，如肺炎、慢性支气管炎、肺气肿、支气管扩张、肺癌（中央型、周围型）
循环系统	● 常见疾病影像表现，如：心包疾病（心包积液）；获得性心脏病，如风湿性心脏病（二尖瓣病变）；先天性心脏病，如房间隔缺损
消化系统	● 肝胆胰脾常见疾病影像表现：肝硬化及其并发症；肝囊肿，肝血管瘤，肝细胞癌；胆囊炎，胰腺炎，胰腺癌。 ● 胃肠道常见疾病影像表现：食管静脉曲张，食管癌，胃、十二指肠溃疡，胃癌X线造影；肠梗阻，胃肠道穿孔X线平片等
泌尿生殖系统	● 常见疾病影像表现，如肾囊肿（单纯性、复杂性），肾癌，肾血管平滑肌脂肪瘤，前列腺增生等
骨关节	● 常见疾病影像表现，如： 骨折与脱位：青枝骨折，骺离骨折，粉碎性骨折；脊柱压缩性骨折，爆裂性骨折等特殊/复杂类型。 退行性骨关节病变：关节、脊柱。 骨肿瘤：骨软骨瘤，骨肉瘤。 骨关节炎性疾病：骨结核，脊柱结核，化脓性骨髓炎等

表2-17　放射科住院医师初级阶段C3级培训影像诊断要求

器官系统	要　　求
中枢神经系统及头颈部	● 常见疾病影像表现,如:星形细胞瘤(Ⅰ~Ⅳ级);蛛网膜下腔出血;脑脓肿;鼻息肉;鼻旁窦黏液囊肿/黏膜囊肿;鼻咽癌;腺样体肥大
呼吸系统	● 常见疾病影像表现,如:肺脓肿;肺结核(分型);肺癌(其他类型,如小细胞性、弥漫性);纵隔肿瘤,如胸腺瘤
循环系统	● 常见疾病影像表现,如: 先天性心脏病:室间隔缺损、法洛四联症。 获得性心脏病:冠心病、风湿性心脏病(主动脉瓣病变)。 主动脉疾病(真性主动脉瘤)。 心包炎
消化系统	● 常见疾病影像表现,如: 肝胆胰脾常见疾病:肝内胆管细胞癌,肝转移瘤,肝脓肿;胆囊癌,高位胆管癌,胆总管肿瘤,壶腹癌。 胃肠道常见疾病:贲门失弛缓症、十二指肠淤滞症X线造影;食管异物、食管癌、胃癌、肠癌以及间质瘤CT表现
泌尿生殖系统	● 常见疾病影像表现,如:多囊肾、肾结核、输尿管癌、膀胱癌、子宫肌瘤
骨关节	● 常见疾病CT与MRI表现,如:脊柱骨折(稳定性判断);骨囊肿,骨瘤,骨巨细胞瘤;化脓性关节炎,关节结核;椎间盘突出症

（2）临床技能操作要求如下。

1）在上级医师指导下,完成胃肠造影操作不少于150例。

2）在上级医师指导下,每天完成X线报告≥50份或CT报告≥40份(腹部CT≥10份)或MRI报告≥25份。

3）每月手写1份规范的影像诊断报告并存档。

（3）理论学习与实践活动内容如下。

1）完成住院医师规范化培训的相关理论知识和临床技能的

学习。

2）完成科室规定的各类教学活动和培训课程。

3）系统阅读医学影像学专著、专业杂志。

* 推荐书目：《X线解剖》《X线诊断学（1～3册）》《医学影像诊断学（第3版）》《临床CT诊断学》《介入放射学（第3版）》（详见文后参考文献）。

* 中文杂志：《中华放射学杂志》《国际放射学杂志》等。

二、中级阶段（第13～24个月，包括B1～B3级）

（一）时间安排

时间安排包括放射科9个月和核医学科（含PET）3个月。根据放射科基地实际情况，受训人员的培训时间具体分配见图2-7。

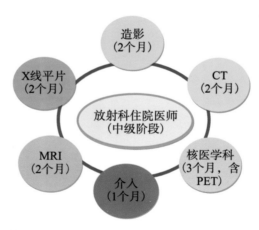

图2-7　放射科住院医师第二年轮转培训（中级阶段）安排示意图

（二）总体要求

总体要求包括系统掌握放射科所涉及的常见病、多发病的影像诊断与鉴别诊断，熟悉相关的临床知识，掌握胃肠道造影的操作规范与流程，初步掌握介入放射学的基本操作和临床应用。

1. 轮转目的

（1）掌握以下内容。

1）影像诊断：①常见病、多发病的影像检查方法选择，以及X线、CT诊断和鉴别诊断要点。②各部位常见病MRI表现及诊断要点。

2）技能操作：①在上级医师指导下，能够独立进行数字胃肠造影操作，并对常见疾病做出正确诊断。②介入放射学的基本操作技术和临床应用。

（2）熟悉以下内容。

1）泌尿系造影及输卵管造影的原理、方法和诊断基础知识。

2）影像对比剂的使用规范及对不良反应的紧急处理流程。

2. 基本要求

本阶段住院医师应完成X线病例≥1500例、X线造影（在上级医师指导下操作）病例≥150例、CT病例≥600例、MRI病例≥200例。诊断报告应包括的疾病种类和例数必须符合国家住院医师规范化培训细则要求①。

针对个人需求，选择性地轮转介入诊疗培训的住院医师应达到以下要求：

（1）在上级医师指导下，掌握消毒铺巾、穿刺插管、选择性动脉造影及穿刺活检等介入基本操作，作为一助或二助参与简单的介入操作。

（2）掌握常见疾病的造影表现。

（3）熟悉介入导管室的各项规章制度。

（4）介入轮转期间完成观摩或参与操作的介入技术及例数要求见表2-18。

表2-18　放射科住院医师中级阶段培训介入操作技术及例数要求

血管介入技术	最低例数	非血管介入技术	最低例数
头颈部动脉造影	3	插管肠道造影	3
胸腹部动脉造影	3	CT引导下肿物穿刺活检术	3
动脉栓塞术	1		

3. 具体要求

本阶段包括B1、B2、B3级,每一级别3个月。

（1）临床影像诊断工作要求见表2-19～表2-21。

表2-19　放射科住院医师中级阶段B1级培训影像诊断要求

器官系统	要　　求
中枢神经系统及头颈部	● 垂体瘤、转移瘤、脑动脉瘤、脑膜炎、颅底骨折的影像诊断。 ● 中耳乳突炎(急性、慢性及胆脂瘤型)、鼻咽部血管纤维瘤、喉癌、眼眶海绵状血管瘤的影像诊断
呼吸系统	● 间质性肺炎、肺间质纤维化、肺硬化性血管瘤、肺转移瘤、胸膜间皮瘤、胸膜转移瘤、支气管异物、肺挫裂伤的影像诊断
循环系统	● 主动脉假性动脉瘤、肺动脉高压、肺动脉栓塞、动脉粥样硬化的影像诊断
消化系统	● 肝脏(FNH、腺瘤);胆囊(息肉、腺肌症);胰岛细胞瘤;脾(脉管瘤、囊肿)的影像诊断 ● 急腹症:胃肠道穿孔、肠梗阻、阑尾炎、腹部外伤等的CT诊断

续表

器官系统	要　求
泌尿生殖系统	● 肾脏囊性病变Bosniak分级；输尿管结核、膀胱结核的影像诊断。 ● 先天性发育异常：肾缺如；单纯异位肾、游走肾；融合肾、分叶肾、驼峰肾；肾脏旋转不良；肾盂、输尿管重复畸形；输尿管囊肿的影像诊断。 ● 卵巢囊肿；子宫先天发育异常（单/双角子宫、双子宫、纵隔子宫）的影像诊断
骨关节	● 骨肿瘤/瘤样病变：内生软骨瘤、骨转移瘤；动脉瘤样骨囊肿的影像诊断。 ● 类风湿性关节炎、强直性脊柱炎、致密性骨炎的影像诊断。 ● 腰椎滑脱症、椎管狭窄症的影像诊断

表2-20　放射科住院医师中级阶段B2级培训影像诊断要求

器官系统	要　求
中枢神经系统及头颈部	● 颅咽管瘤、Rathke裂囊肿；视神经胶质瘤；颈静脉球瘤，颈动脉体瘤的影像表现。 ● 椎管内肿瘤的定位及影像表现：髓内肿瘤（室管膜瘤、星形细胞瘤），髓外硬膜下肿瘤（神经源性肿瘤、脊膜瘤），硬膜外肿瘤（转移瘤）
呼吸系统	● 纵隔肿瘤（胸内甲状腺肿、胸腺瘤、淋巴瘤、畸胎瘤、神经源性肿瘤）的影像表现。 ● 肺隔离症、先天性肺发育不全的影像表现
循环系统	● 先天性心脏病（动脉导管未闭）；主动脉缩窄的影像表现。 ● 肥厚性心肌病；风湿性心脏病（联合瓣膜病变）的影像表现
消化系统	● 肝脏炎性假瘤；胰腺囊腺瘤（癌）、IPMN；脾梗死、脾脓肿的影像表现。 ● 胃肠道淋巴瘤；食管裂孔疝的影像表现。 ● 肠系膜动静脉血栓CT表现
泌尿生殖系统	● 肾盂癌；肾/肾周脓肿、肾梗死；肾上腺（增生、腺瘤）的影像表现。 ● 子宫腺肌症、宫颈癌；卵巢浆液性/黏液性囊腺瘤（癌）
骨关节	● 股骨头无菌性坏死及影像学分期的影像表现。 ● 骨样骨瘤、骨纤维异常增生症、（非）骨化性纤维瘤、尤文肉瘤的影像表现

表2-21　放射科住院医师中级阶段**B3**级培训影像诊断要求

器官系统	要　　求
中枢神经系统及头颈部	● 脊髓空洞症的影像表现。 ● 甲状舌管囊肿;甲状腺肿瘤、甲状腺肿;腮腺混合瘤的影像表现
呼吸系统	● 纵隔囊性占位的鉴别(淋巴管囊肿、支气管囊肿、心包囊肿等)。 ● 膈疝、膈下脓肿的影像表现
循环系统	● 心肌病(肥厚性、扩张性与限制性)的影像表现。 ● 心脏肿瘤:心房黏液瘤等的影像表现
消化系统	● 脾脏及肝脏外伤性病变的影像学分级。 ● 先天性胆管扩张分型及影像表现。 ● 胰腺实性假乳头状瘤;脾淋巴瘤、脾转移瘤的影像表现。 ● 克罗恩病、溃疡性结肠炎、肠结核等的影像表现
泌尿生殖系统	● 肾上腺肿瘤(嗜铬细胞瘤、髓样脂肪瘤)的影像表现。 ● 肾脏外伤(被膜下血肿、肾周血肿、肾挫伤、肾撕裂伤)的影像表现。 ● 前列腺癌;子宫内膜癌、子宫内膜异位的影像表现
骨关节	● 软骨肉瘤;骨髓瘤;脊索瘤的影像表现。 ● 脊柱先天性畸形(椎体融合、椎体畸形、椎体缺如、脊柱裂、椎弓崩裂、脊柱侧弯)的影像表现

（2）临床技能操作如下。

1）在上级医师指导下,独立完成胃肠造影操作不少于150例。

2）在上级医师指导下,每天完成X线报告≥60份或CT报告≥50份(腹部CT报告≥15份)或MRI报告≥30份。

3）要求参与并完成介入诊治工作不少于10例。

4）每月手写1份规范的影像诊断报告并存档。

（3）理论学习与实践活动内容如下。

1）完成住院医师规范化培训的相关理论知识和临床技能学习。

2）完成科室规定的各类教学活动和培训课程。

3）系统阅读医学影像学专著、专业杂志。

* 推荐书目:《X线诊断学(1～3册)》《医学影像诊断学(第3版)》《临床CT诊断学》《磁共振成像诊断学》《介入放射学(第3版)》《格-艾放射诊断学》(详见文后参考文献)。

* 中英文杂志:《中华放射学杂志》《临床放射学杂志》《国际放射学杂志》和 *Radiographics* 等。

4）参加学术会议与交流:读书报告会1～2次;病例讨论会3次;MDT讨论会1～2次等。

三、高级阶段(第25～36个月,包括A1～A3级)

(一) 时间安排

时间安排包括放射科9个月和指定的临床科室3个月。根据放射科基地的实际情况,受训人员在放射科的培训时间具体分配见图2-8。

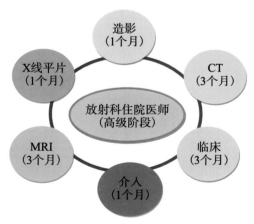

图2-8 放射科住院医师第三年轮转培训(高级阶段)安排示意图

（二）总体要求

总体要求包括系统掌握放射科所涉及的临床较常见疾病的诊断、鉴别诊断和治疗原则,熟悉相关的临床知识;掌握放射科各项基本技能操作(数字胃肠造影、介入放射操作等),能独立进行常规操作和相关诊断、治疗;具有一定的教学和科研能力。

1. 轮转目的

（1）掌握以下内容。

1）影像诊断:①掌握放射科所涉及的临床较常见疾病的影像诊断和鉴别诊断要点。②能够胜任放射科急诊值班和夜班工作。③掌握多层螺旋CT和MRI的各种图像重建与后处理方法。

2）技能操作:①在上级医师指导下,完成各种消化道造影检查,并正确诊断与书写报告。②完成介入放射学常用血管介入技术(TACE等)和非血管介入技术(CT引导下经皮肺穿刺活检术等)的操作。

（2）熟悉以下内容。

1）放射科所涉及少见病、罕见病的X线和CT诊断思路。

2）放射影像专业临床研究工作的基本方法。

2. 基本要求

本阶段住院医师应完成X线报告≥1500例、X线造影(在上级医师指导下操作)报告≥150例、CT报告≥600例、MRI报告≥200例。诊断报告应包括的疾病种类和例数必须符合国家住院医师规范化培训细则要求。

针对个人需求,选择性地轮转介入诊疗培训的住院医师应达到以下要求:

（1）掌握常见疾病的DSA造影表现以及介入治疗方法选择。

（2）熟悉临床常用介入操作的适应证、禁忌证,以及患者在接受介入操作后的注意事项、常见并发症及其处理原则。

（3）在介入轮转期间,应完成观摩或参与操作的介入技术及例数要求见表2-22。

表2-22　放射科住院医师高级阶段培训介入操作技术及例数要求

血管介入技术	最低例数	非血管介入技术	最低例数
四肢动脉造影	3	经皮穿刺胆管造影	3
上/下腔静脉造影	3	CT引导下积液置管引流术	3
动脉球囊/支架成形术	1		

3. 具体要求

本阶段包括A1、A2、A3级,每一级别3个月。

（1）临床影像诊断工作见表2-23～表2-25。

表2-23　放射科住院医师高级阶段A1级培训影像诊断要求

器官系统	要　　求
中枢神经系统及头颈部	● 生殖细胞瘤、脉络丛乳头状肿瘤;面神经瘤、听神经瘤的影像表现。 ● 颅内迟发性血肿、脑外伤后遗症的影像表现。 ● 甲状旁腺腺瘤的影像表现
呼吸系统	● 肺炎性假瘤;肺真菌病(肺曲菌病、肺隐球菌病)、韦格肉芽肿的影像表现
循环系统	● 先天性心脏大血管疾病:大动脉转位、肺静脉异位引流、迷走右锁骨下动脉等的影像表现。 ● 肺动静脉畸形的影像表现
消化系统	● 胆管梗阻的诊断和鉴别诊断的影像表现。 ● 肝脏占位性病变的鉴别诊断的影像表现。 ● 黄色肉芽肿性胆囊炎、自身免疫性胰腺炎的影像表现。 ● 阑尾黏液腺瘤(癌)的影像表现

器官系统	要　　求
泌尿生殖 系统	● 肾脏常见肿瘤的鉴别诊断；肾母细胞瘤、肾淋巴瘤的影像表现。 ● 肾上腺肿瘤（皮质癌、转移瘤、淋巴瘤）；肾上腺结核的影像表现。 ● 生殖细胞肿瘤（畸胎瘤、内胚窦瘤、无性细胞癌、胚胎癌、绒毛膜癌、卵巢甲状腺肿）的影像表现。
骨关节	● 半月板损伤、韧带损伤；骨梗死的影像表现。 ● 骨母细胞瘤；软骨黏液样纤维瘤的影像表现

表 2-24　放射科住院医师高级阶段 A2 级培训影像诊断要求

器官系统	要　　求
中枢神经系 统及头颈部	● 后颅窝肿瘤的鉴别诊断：室管膜瘤、髓母细胞瘤、血管网状细胞瘤等影像表现。 ● 弥漫轴索损伤影像表现。 ● Chiari 畸形、颅底凹陷症影像表现。 ● 牙源性囊肿、造釉细胞瘤影像表现。 ● 腮腺腺淋巴瘤影像表现
呼吸系统	● 复发性多软骨炎；放射性肺炎；结节病影像表现
循环系统	● 主动脉夹层及分型影像表现。 ● 血管 CTA 重建以及冠脉疾病 CTA 诊断影像表现
消化系统	● 血吸虫肝病、肝棘球蚴病；肝母细胞瘤；先天性门体分流影像表现。 ● 胃周淋巴结的分区以及胃肠道肿瘤的分期影像表现。 ● 胃肠道梗阻的原因判断影像表现
泌尿生殖 系统	● 黄色肉芽肿性肾盂肾炎影像表现。 ● 肾血管病变（动静脉畸形、假性动脉瘤、肾动脉狭窄、胡桃夹综合征）的影像表现。 ● 膀胱上皮性肿瘤（移行细胞癌、鳞状细胞癌、腺癌）及非上皮性肿瘤（平滑肌瘤、嗜铬细胞瘤、淋巴瘤）的影像表现。 ● 卵巢性索间质肿瘤（颗粒细胞瘤、卵泡膜细胞瘤、卵泡膜纤维瘤等）的影像表现

续表

器官系统	要　　求
骨关节	● 髌骨软化症的影像表现。 ● LCH；脊髓栓系综合征的影像表现。 ● 代谢性骨病的影像表现

表2-25　放射科住院医师高级阶段A3级培训影像诊断要求

器官系统	要　　求
中枢神经系统及头颈部	● 多发性硬化、视神经脊髓炎；颅内血管畸形（包括moya-moya）的影像表现。 ● TORCH和HIE的影像表现。 ● 眼眶分区及常见肿瘤鉴别诊断的影像表现。 ● MRS、SWI、DTI影像表现
呼吸系统	● 肺泡蛋白沉着症、尘肺的影像表现。 ● 肺结节的影像学诊断策略
循环系统	● 周围血管病变：下肢动脉硬化闭塞症等影像表现
消化系统	● 肝硬化结节、间变结节、早期肝癌的诊断和鉴别诊断。 ● 肝门部胆管癌的分型及诊断。 ● 肠道常见肿瘤（淋巴瘤、间质瘤、癌）的鉴别诊断
泌尿生殖系统	● 后腹膜纤维化；腹膜后常见肿瘤的鉴别诊断。 ● 睾丸肿瘤（精原细胞瘤、胚胎癌、绒毛膜上皮癌）的影像表现。 ● 异位妊娠、卵巢扭转、黄体破裂等的影像表现
骨关节	● 骨代谢病（佝偻病、成骨不全、黏多糖病）的影像表现。 ● 滑膜炎、腱鞘炎、腱鞘囊肿的影像表现。 ● 剥脱性骨软骨炎的影像表现

（2）临床技能操作如下。

1）在上级医师指导下，独立完成胃肠造影操作不少于150例。

63

2）在上级医师指导下,每天完成 X 线报告≥60 份或 CT 报告≥50 份(腹部 CT≥15 份)或 MRI 检查病例报告≥30 份。

3）要求参与并完成介入诊治工作不少于 10 例。

4）每月手写 1 份规范的影像诊断报告并存档。

（3）急诊及夜晚值班。在上级医师指导下,参加科室的夜晚值班。急诊报告首先由住院医师做出初步诊断,然后交给上级医师审核;上级医师对诊断准确性给予评价,及时纠正住院医师诊断报告中的错误。急诊或夜班值班次数每月不少于 2 次。

（4）理论学习与实践活动内容如下。

1）完成住院医师规范化培训的相关理论知识和临床技能学习。

2）完成科室规定的各类教学活动和培训课程。

3）系统阅读医学影像学专著、专业杂志。

＊推荐书目:《医学影像诊断学(第3版)》《临床 CT 诊断学》《磁共振成像诊断学》《介入放射学(第3版)》《格-艾放射诊断学》(详见文后参考文献)。

＊中英文杂志:《中华放射学杂志》《临床放射学杂志》《国际放射学杂志》和 *Radiographics*、*Radiology* 等。

4）参加学术会议与交流:读书报告会 2～3 次;病例讨论会 5 次;MDT 讨论会 35 次;专题讲座 3～5 次;放射学术年会 1～2 次等。

（5）教学与科研内容如下。

1）在上级医师指导下,翻译 1 篇专业英文综述,并在科内报告;结合临床实践,鼓励完成 1 篇综述、个案报道或原著性论文。

2）协助指导放射科低年资住院医师或实习学生。

第三章
培训过程

第一节　放射科住院医师规范化培训入科教育

国家制度

❖ **国卫科教发〔2013〕56号文件《关于建立住院医师规范化培训制度的指导意见》**

　▪ 国家卫生计生委、中央编办、国家发展改革委、教育部、财政部、人力资源社会保障部、国家中医药管理局。

❖ **国卫科教发〔2014〕49号文件《住院医师规范化培训管理办法（试行）》**

国家卫生计生委办公厅关于印发住院医师规范化培训招收实施办法（试行）

和住院医师规范化培训考核实施办法（试行）的通知

中华人民共和国国家卫生和计划生育委员会　　2015-10-09

国卫办科教发〔2015〕49号

各省、自治区、直辖市卫生计生委，新疆生产建设兵团卫生局：

为贯彻落实《关于建立住院医师规范化培训制度的指导意见》和《住院医师规范化培训管理办法（试行）》精神，进一步促进工作规范化，提升培训质量，我委组织制定了《住院医师规范化培训招收实施办法（试行）》和《住院医师规范化培训考核实施办法（试行）》。现印发给你们（可从国家卫生计生委网站下载），请结合实际认真贯彻执行。

国家卫生计生委办公厅

2015年9月14日

住培体系

❖ **目标：** 健全我国医学教育体系，打造均质化医师队伍。

❖ **进程：** 2015年全面启动，2020年基本建立。

❖ **对象：** 新进医疗岗位的本科及以上学历临床医师。

❖ **模式：**

- 以5+3模式为主，即5年制本科教育+3年住院医师规范化培训。

- 临床硕士专业学位毕业生可视情况酌减培训年限。

衔接政策

❖人事政策：将取得培训合格证书作为临床医学专业中级技术岗位聘用的条件之一。

❖学位衔接：

- 研究生取得住培合格证书。

- 住院医师取得研究生学位。

改革亮点：临床医学专业学位研究生毕业达到"四证合一"

❖2015年起，所有新招收的临床医学硕士专业学位研究生同时也是参加住院医师规范化培训的住院医师，按照统一的住院医师规范化培训要求培养。

❖临床医学、口腔医学专业学位研究生获学位须取得《执业医师证》和《住院医师规范化培训合格证书》。

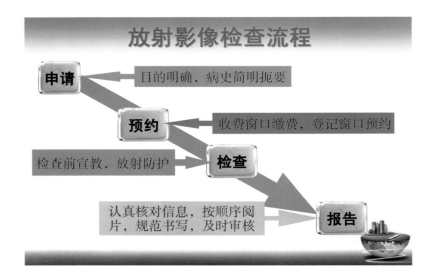

放射影像检查流程

申请 ← 目的明确，病史简明扼要

预约 ← 收费窗口缴费，登记窗口预约

检查前宣教，放射防护 → **检查**

认真核对信息，按顺序阅片，规范书写，及时审核 → **报告**

放射科危急值

❖ 严重气胸：肺组织压缩70%以上。

❖ 胃肠穿孔引起膈下游离气体。

❖ 脑疝。

❖ 内置导管严重移位、气管异物、食管尖锐异物。

❖ 手术后体内异物残留。

❖ 急性肠系膜上动脉及急性肠系膜上静脉栓塞。

科室劳动纪律

❖ 严格按照医院的作息时间和放射科轮转岗位安排，按时上下班，不准迟到、早退和脱岗。

❖ 每天实行上班签到制，工作日早上8:00在2号楼三楼阅片室参加疑难病例读片。读片结束后，跟随带教老师到相应岗位工作。

❖ 夜班帮班，主要跟随当班老师熟悉放射诊断值班的工作流程，并协助完成各类影像检查报告。一般至21:30，次日照常上班。

请假制度及流程

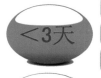

1小时内 ➡	当班带教老师
半天以内 ➡	住院总医师→当班老师
3天以内 ➡	假条→科主任签字→科室备案

≥3天　书面请假条→科主任签字→教学部批准并备案

*请假流程：登录院内网→公共文档→教学部文档中下载请假单，提出请假申请，并按照请假时间办理请假审批流程

☞ 住院总医师或住培秘书不定期抽查在岗情况，并向派出机构及时反映。
☞ 出科考核的重要依据。

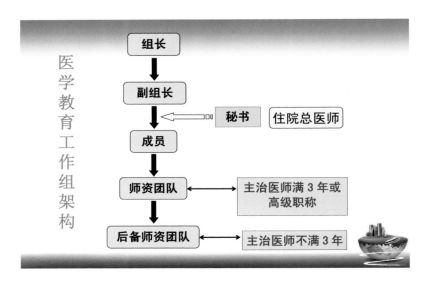

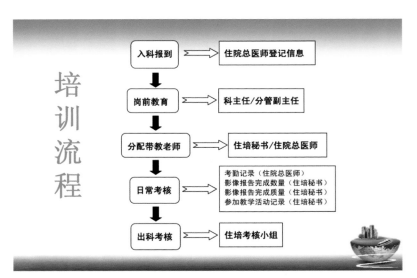

日常工作

❖ 按排班表进行，由带教老师具体负责。

❖ 在老师指导下认真书写报告，遇到问题及时请教（在带教老师休息时，由住院总医师统一安排）。

❖ 带教老师在审核报告时若发现问题，应及时反馈给住院医师。如果连续3次未找到报告书写者且由于脱岗所致者，科室将上报教学部。

❖ 按顺序安排周六班及夜班帮班。

科室教学活动

❖ 工作日早晨疑难病例读片（全体住院医师）。

❖ 每周三中午小讲课（非影像专业住院医师）。

❖ 每周一晚上小讲课（放射科住院医师）。

❖ 每周三晚上针对进修医生的讲课。

❖ 每周四中午放射学术沙龙。

❖ 每月第1、3周周四晚上教学读片（放射科住院医师）。

▪ 欢迎向住院总医师、住培秘书及科主任提合理化建议。

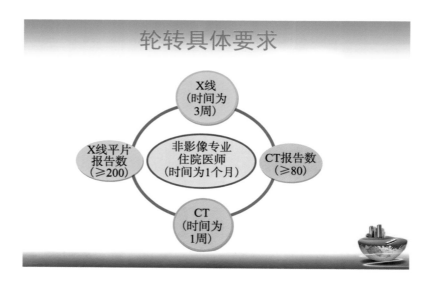

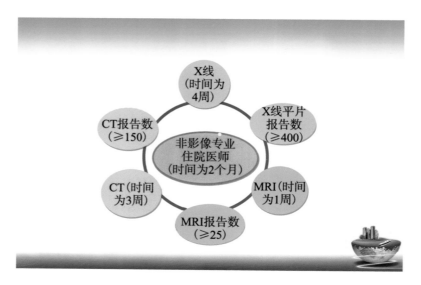

超声科和核医学科住院医师

❖ 在上级医师指导下，每天完成以下任意一项
（根据实际岗位决定）：

- X线报告≥40份；
- CT报告≥25份（35份）；
- MRI报告≥15份（20份）。
- 备注：核医学第二阶段轮转需完成括号内的工作量。

❖ 每月手写1份规范的影像诊断报告并存档。

❖ 完成科室规定的各类教学活动和培训课程。

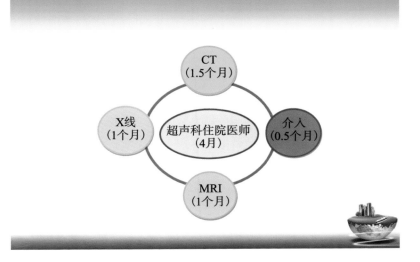

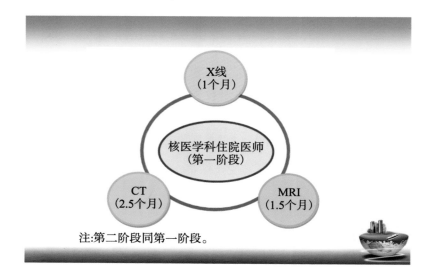

注:第二阶段同第一阶段。

放射科住院医师

❖ 在上级医师指导下,完成胃肠造影操作≥150例。

❖ 在上级医师指导下,每天完成以下任意一项:

- X线报告≥50份(60份);
- CT报告≥40份/(腹部CT≥10份)[50/15份];
- MRI报告≥25份(30份);
- 注:括号内数字为第二阶段和第三阶段的工作量要求。

❖ 每月手写1份规范的影像诊断报告并存档。

❖ 急诊或夜班值班。

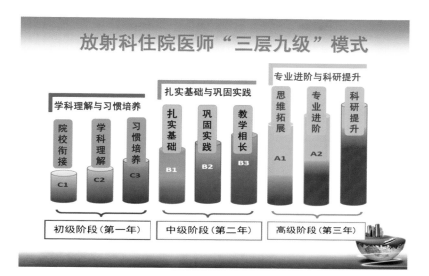

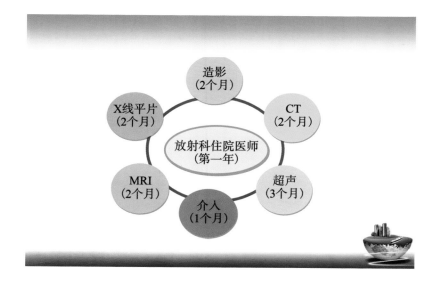

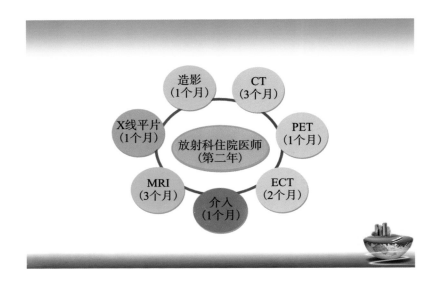

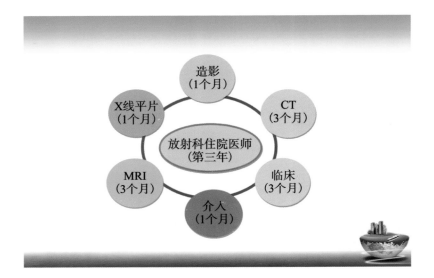

出科考核

❖日常考核（**40分**）：主要包括考勤、日常工作及参加教学活动情况等。

❖出科考试（**60分**）：包括理论笔试、病例阅片及报告书写等。

放射科住院医师出科考试

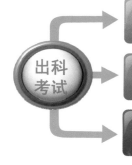

出科考试		
	时间与地点	✓ 每月的最后一个工作日下午，遇节假日提前； ✓ 2号楼三楼阅片室。
	内容与形式	✓ 理论笔试：选择题**10**个； ✓ 病例阅片：**2~3**个； ✓ 报告书写：手写**1**份存档。
	组织与实施	✓ 放射科教育工作组负责组织； ✓ 组长/副组长、住培秘书、住院总医师及带教老师1~3名。

注　意

❖ 日常考核不合格（≤24分）者不得
申请出科考核。

❖ 出科考试不合格（≤36分）者可以
申请补考一次。补考仍不合格者必
须重新轮转。

第二节　放射科住院医师规范化培训各类教学
活动安排

放射科住院医师规范化培训各类教学活动安排见表3-1～表
3-4。

表 3-1　放射科住院医师规范化培训各类教学活动安排

星　期	时　间	教学活动内容	参加人员	主持人
一	8:00	病例随访读片或高级职称专家讲座	放射诊断医师及全体住院医师	高年资住院医师或主治医师（其中,高级职称专家讲座的专家必须为副主任医师或主任医师）
	18:00	小讲课	影像专业住院医师	带教老师
二	8:00	疑难病例读片	放射诊断医师及全体住院医师	带教老师
三	8:00	疑难病例读片	放射诊断医师及全体住院医师	带教老师
	12:00	胸部影像检查及临床应用	非影像专业住院医师	带教老师
		腹部影像检查及临床应用	非影像专业住院医师	带教老师
		中枢神经系统影像检查及临床应用	非影像专业住院医师	带教老师
		骨关节影像检查及临床应用	非影像专业住院医师	带教老师
	18:00	专题讲座	影像专业住院医师及进修医师	主治医师以上

星　期	时　间	教学活动内容	参加人员	主持人
四	8:00	疑难病例读片	放射诊断医师及全体住院医师	带教老师
	12:00	放射学术沙龙	放射诊断医师及影像专业住院医师	各级放射医师
	18:00	教学读片	影像专业住院医师及低年资主治医师	带教老师
五	8:00	疑难病例读片	放射诊断医师及全体住院医师	带教老师

[备注]

1. 周一早上的病例随访读片由全体放射诊断医师参加,要求住院医师、进修医师、主治医师以及高级职称人员逐级发言,最后由主持人进行总结。如果为高级职称专家讲座,则要求讲者必须为副主任医师或主任医师。

2. 每周二至周五早上的疑难病例读片要求全体住院医师参加,并积极参加讨论和发言。

3. 每周三中午12:00的小讲课主要针对在放射科参加轮转培训的非影像专业住院医师,每月4次,分别为胸部、腹部、中枢神经系统、骨与关节系统影像检查的临床应用,以月为单位进行循环。

4. 每周三晚上的专题讲座主要针对进修医师和影像专业住院医师,欢迎非影像专业住院医师参加。

5. 每周四中午的放射学术沙龙要求放射诊断医师和影像专业住院医师参加,欢迎非影像专业住院医师参加。

6. 每月的第一周和第三周周四晚上的教学读片由1名带教老师和1名放射科住院医师共同准备病例,要求全体影像专业住院医师参加,主要目的是培养和训练住院医师的临床影像诊断思维能力。

表3-2　放射科住院医师规范化培训初级阶段(C1~C3级)学习计划

周　别	C1级(第1~3个月)每周学习内容主题
第1周	入科教育:科室环境与工作模式;科室规章制度;医疗安全教育;报告书写规范等
第2周	X线检查的基本原理及临床应用1:胸部X线平片(含心脏三位片)阅读及报告规范
第3周	X线检查的临床应用2:腹部X线平片(立位、卧位、IVP)阅读及报告规范
第4周	X线检查的临床应用3:骨关节与脊柱X线平片阅读及报告规范
第5周	X线检查的临床应用4:其他部位(头颅、五官等)X线平片阅读及报告规范
第6周	X线造影(胃肠道造影)的基本原理及临床应用
第7周	CT检查的基本原理及临床应用
第8周	头颅CT正常表现,基本病变及常见疾病(脑出血、脑梗死等)CT表现与报告规范
第9周	呼吸系统、纵隔正常CT表现,基本病变及常见疾病CT表现与报告规范
第10周	肝、胆、胰、脾正常CT表现,基本病变及常见疾病CT表现与报告书写规范
第11周	胃肠道正常CT表现,基本病变及常见疾病CT表现与报告书写规范
第12周	泌尿系统正常CT表现,基本病变及常见疾病CT表现与报告书写规范
第13周	C1级复习与考核
周　别	C2级(第4~6个月)每周学习内容主题
第14周	中枢神经系统正常MRI表现以及基本病变MRI表现(血肿与梗死的分期及演变)
第15周	中枢神经系统常见疾病(脑外伤、脑膜瘤、胶质瘤、转移瘤)CT表现与诊断要点
第16周	五官常见疾病(副鼻窦炎等)CT表现与诊断要点

续表

周　别	C2级（第4～6个月）每周学习内容主题
第17周	呼吸系统常见疾病（肺气肿、支气管扩张、肺炎、肺癌）CT检查技术与诊断要点
第18周	心脏、大血管CT检查技术及正常CT表现，基本病变与常见疾病CT表现
第19周	肝脏、胰腺常见疾病CT检查技术与CT诊断要点
第20周	上消化道常见疾病及急腹症（肠梗阻、穿孔等）CT检查技术与诊断要点
第21周	泌尿生殖系统CT检查技术及常见疾病（肾囊肿、肾癌）CT诊断要点
第22周	骨关节（含脊柱）CT检查及常见疾病（骨折、骨髓炎、骨肉瘤等）CT诊断
第23周	X线胃肠造影的基本操作规范与常见疾病造影表现
第24周	脊柱、四肢、腹部MRI检查技术及正常MRI表现
第25周	介入放射学的基本原理及临床应用
第26周	C2级复习与考核
周　别	C3级（第7～9个月）每周学习内容主题
第27周	中枢神经系统常见疾病（胶质瘤分级、蛛网膜下腔出血、脑脓肿等）CT诊断与鉴别诊断
第28周	头颈部与五官正常CT表现，及常见疾病（鼻息肉、鼻窦囊肿、鼻咽癌）CT表现
第29周	呼吸系统、纵隔常见疾病（肺脓肿、肺结核、错构瘤、胸腺瘤）CT诊断与鉴别诊断
第30周	心脏、大血管常见疾病（先天性心脏病、风湿性心脏病、主动脉瘤等）影像表现
第31周	肝胆常见疾病（肝癌、肝转移瘤、肝脓肿、高位胆管癌、胆囊癌等）CT诊断
第32周	消化道常见疾病（肿瘤、食管异物）CT诊断与鉴别诊断

续表

周　别	C3级(第7~9个月)每周学习内容主题
第33周	泌尿生殖系统常见疾病(多囊肾、肾结核、膀胱癌、子宫肌瘤等)CT诊断
第34周	骨关节与脊柱常见疾病(脊柱骨折、骨囊肿、巨细胞瘤)CT诊断与鉴别诊断
第35周	中枢神经系统常见疾病(脑梗死、胶质瘤、脑膜瘤)MRI表现及诊断要点
第36周	脊柱、关节常见疾病MRI表现及诊断要点
第37周	肝脏常见疾病(肝囊肿、血管瘤、肝癌等)MRI表现及诊断要点
第38周	介入放射学的基本操作规范及临床应用(以TACE为代表)
第39周	C3级复习与考核

表3-3　放射科住院医师规范化培训中级阶段(B1~B3级)学习计划

周　别	B1级(第1~3个月)每周学习内容主题
第1周	中枢神经系统疾病(垂体瘤、转移瘤、AVM、脑膜炎、颅底骨折等)影像表现
第2周	五官常见疾病(中耳乳突炎、喉癌、眼眶海绵状血管瘤等)影像表现
第3周	呼吸系统(间质性肺炎、硬化性血管瘤、肺转移瘤、胸膜肿瘤、支气管异物等)影像表现
第4周	循环系统(假性动脉瘤、肺动脉高压、肺动脉栓塞、动脉粥样硬化等)影像表现
第5周	肝脏FNH、肝腺瘤、胆囊腺肌症、胆囊息肉、壶腹癌、胰岛细胞瘤及脾脉管瘤等影像表现
第6周	急腹症(胃肠道穿孔、肠梗阻、阑尾炎、腹部外伤等)影像表现
第7周	泌尿系先天发育异常、输尿管与膀胱结核影像表现以及肾脏囊性病变的鉴别诊断

续表

周　别	B1级(第1～3个月)每周学习内容主题
第8周	子宫先天发育异常及卵巢囊肿的影像表现
第9周	骨肿瘤/瘤样病变(内生软骨瘤、转移瘤、ABC)与RA、AS、致密性骨炎等的影像表现
第10周	腰椎滑脱、椎管狭窄症的影像诊断
第11周	胃肠道造影操作及常见疾病(胃癌等)的诊断
第12周	介入放射学(以支气管动脉造影＋栓塞术为例)操作流程及临床应用
第13周	B1级复习与考核
周　别	B2级(第4～6个月)每周学习内容主题
第14周	颅咽管瘤、Rathke囊肿、视神经胶质瘤与脑膜瘤、颈静脉球瘤及颈动脉体瘤的影像诊断
第15周	椎管内肿瘤的定位诊断与影像表现
第16周	肺隔离症与先天性肺发育不全的影像学表现与鉴别,纵隔肿瘤的鉴别诊断
第17周	肥厚性心肌病、PDA、主动脉缩窄、风湿性心脏病(联合瓣膜病变)的影像表现
第18周	胰腺囊腺瘤/癌、IPMN、脾梗死、脾脓肿的影像表现
第19周	食管裂孔疝、胃肠道淋巴瘤的影像诊断
第20周	肾盂癌、肾(周)脓肿、肾上腺增生/腺瘤的影像表现
第21周	子宫病变(腺肌症、宫颈癌)、卵巢病变(浆液性、黏液性囊腺瘤/癌)的影像表现
第22周	股骨头无菌性坏死的影像表现与分期
第23周	骨肿瘤/瘤样病变(骨样骨瘤、FD、OFD、NOF、ES等)的影像诊断
第24周	胃肠道造影操作及常见疾病(结肠癌等)的诊断

续表

周　别	B2级（第4～6个月）每周学习内容主题
第25周	介入放射学（以CT引导下肺部病变穿刺活检术为例）操作流程及临床应用
第26周	B2级复习与考核
周　别	B3级（第7～9个月）每周学习内容主题
第27周	脊髓空洞症影像表现、椎管内肿瘤的影像诊断与鉴别诊断
第28周	腮腺混合瘤、甲状腺病变以及甲状舌骨囊肿的影像表现
第29周	纵隔囊性病变的影像学诊断与鉴别
第30周	肺间质纤维化、膈疝以及膈下脓肿的影像诊断
第31周	心肌病（扩张性、限制性）、肺静脉异位引流、心房黏液瘤的影像表现
第32周	肝炎性假瘤的影像诊断、肝脾外伤性病变的影像学分级
第33周	先天性胆管囊肿的分型及影像表现，胰腺实性假乳头状瘤、脾淋巴瘤与转移瘤的影像诊断
第34周	溃疡性结肠炎、克罗恩病的影像诊断，肠系膜动静脉栓塞的CTA表现
第35周	肾脏外伤性病变的影像诊断，前列腺癌、子宫病变（内膜癌、内膜异位）以及畸胎瘤的影像诊断
第36周	脊柱先天畸形、骨肿瘤（软骨肉瘤、骨髓瘤、脊索瘤等）的影像诊断
第37周	胃肠道造影操作及常见疾病的诊断
第38周	介入放射学（以肾动脉栓塞术为例）操作流程及临床应用
第39周	B3级复习与考核

表3-4　放射科住院医师规范化培训高级阶段(A1～A3级)学习计划

周　别	A1级(第1～3个月)每周学习内容主题
第1周	生殖细胞肿瘤、面听神经瘤、脑外伤后遗症、甲状旁腺腺瘤影像诊断与鉴别诊断
第2周	肺炎性假瘤、肺真菌病以及韦格肉芽肿的诊断与鉴别诊断
第3周	先天性心脏与大血管病变的影像诊断(大动脉转位、肺静脉异位引流等)
第4周	胆管梗阻的诊断与鉴别诊断
第5周	肝脏占位性病变的鉴别诊断
第6周	胰腺炎的分型及影像表现
第7周	肾脏、肾上腺常见肿瘤的诊断与鉴别诊断
第8周	生殖系统常见肿瘤的诊断与鉴别诊断
第9周	半月板损伤的MRI诊断
第10周	骨肿瘤及肿瘤样病变的诊断与鉴别诊断
第11周	小肠造影的操作规范
第12周	支气管动脉造影＋栓塞术的操作流程
第13周	A1级复习与考核
周　别	A2级(第4～6个月)每周学习内容主题
第14周	后颅窝肿瘤(室管膜瘤、髓母细胞瘤、血管网状细胞瘤等)的鉴别诊断
第15周	颅颈部先天畸形(Chiari畸形、颅底凹陷症等)的影像诊断
第16周	五官疾病(牙源性囊肿、造釉细胞瘤、腮腺腺淋巴瘤等)的影像诊断
第17周	肺部结节病的影像诊断与分期
第18周	主动脉夹层的分型及影像表现
第19周	血管CTA重建与冠脉CTA表现

续表

周　别	A2级(第4～6个月)每周学习内容主题
第20周	胃肠道梗阻的影像表现及原因判断
第21周	胃肠道肿瘤的影像分期、胃周淋巴结分区
第22周	肾血管病变(肾静脉畸形、假性动脉瘤、肾动脉狭窄、胡桃夹综合征)的诊断
第23周	膀胱上皮性与非上皮性肿瘤的诊断与鉴别诊断
第24周	卵巢性索间质肿瘤的影像诊断与鉴别诊断
第25周	LCH、脊髓栓系综合征以及代谢性骨病的影像诊断
第26周	A2级复习与考核
周　别	A3级(第7～9个月)每周学习内容主题
第27周	脑白质脱髓鞘病变(多发性硬化、视神经脊髓炎等)的影像诊断与鉴别诊断
第28周	脑血管病变(动脉瘤、AVM、海绵状血管瘤、Moyamoya病等)的影像诊断
第29周	TORCH与HIE的诊断
第30周	眼眶分区及常见肿瘤的诊断与鉴别诊断
第31周	肺结节的影像学诊断策略
第32周	肝硬化结节、间变结节、早期肝癌的诊断与鉴别诊断
第33周	肝门部胆管癌的分型及诊断
第34周	肠道常见肿瘤(淋巴瘤、间质瘤、癌)的鉴别诊断
第35周	腹膜后常见肿瘤的鉴别诊断
第36周	妇科急诊(异位妊娠、卵巢扭转、黄体破裂等)的影像诊断
第37周	骨代谢病(佝偻病、成骨不全、黏多糖病)
第38周	胃肠造影/介入放射操作小结
第39周	A3级复习与考核

第四章
考试样卷

放射科住院医师规范化培训(非影像专业)
出科考试题(样卷)

姓名_____ 科室_____ 医院_____ 工号_____

理论成绩_____ 实践技能成绩_____

一、基础理论考试:单项选择题(2分×10)

1. 对疑脑卒中患者,首选放射科检查为( )

    A. 头颅CT平扫   B. 头颅CT增强

    C. 头颅MRI平扫+弥散   D. 头颅MRI增强

2. 对腹痛疑消化道穿孔患者,首选放射科检查( )

    A. 腹透   B. 立位腹部X线平片

    C. 消化道钡餐造影   D. KUB

    E. 腹部CT平扫

3. 在胸部普通X线摄影检查中,为了便于描述病变的部位,常常把右肺分为( )

    A. 上野、中野、下野   B. 上叶、中叶、下叶

    C. 上野、下野   D. 上叶、下叶

    E. 上叶、舌叶、下叶

4. 肺癌空洞的影像学特点为(　　　)

   A. 虫蚀样空洞　　　　　　　　B. 薄壁空洞

   C. 厚壁空洞,内缘光滑　　　　D. 厚壁空洞,内缘凹凸不平

5. 胸片定位 PICC 管,通常以哪项作为定位标准:(　　　)

   A. 胸椎　　　B. 肋骨　　　C. 肺门　　　D. 纵隔　　　E. 心影

6. 心脏三位片,三种体位分别为(　　　)

   A. 后前位,左侧位,右侧位　　B. 后前位,左前斜位,右前斜位

   C. 后前位,左侧位,右前斜位　D. 后前位,左前斜位,右侧位

7. 肝细胞癌与肝血管瘤增强后强化方式的特点为(　　　)

   A. 肝细胞癌快进慢出,肝血管瘤慢进慢出

   B. 肝细胞癌快进快出,肝血管瘤慢进慢出

   C. 肝细胞癌快进快出,肝血管瘤快进慢出

   D. 肝细胞癌快进慢出,肝血管瘤快进快出

8. 急性硬膜外血肿的典型 CT 表现是(　　　)

   A. 弧形高密度影　　　　　　　　　B. 新月形等密度影

   C. 梭形、双凸镜形高密度影,边界清　　D. 梭形等密度影

   E. 梭形低密度

9. 当怀疑膝关节半月板损伤时,首选的影像学检查为(　　　)

   A. MRI　　　B. X 线　　　C. CT　　　D. 超声　　　E. PET

10. 下列哪项不属于放射科的危急值范畴:(　　　)

   A. 张力性气胸　　　　　　　B. 肠系膜上动脉栓塞

   C. 主动脉夹层　　　　　　　D. 气管异物

   E. 脑疝

二、实践技能考试:病例影像读片与诊断思维(**15分×2**)及报告
　　书写(**10分×1**)

病例编号	X线/CT号	影像表现描述(4分)	语言表达(2分)	思维与分析(4分)	诊断结论(5分)	分数	考核老师

放射科影像检查报告

患者姓名:_____ 性别:_____ 年龄:_____

检查部位:_____ 检查号:_____

检查技术:_____

影像描述:

诊断结论:

报告医生:_____

放射科住院医师规范化培训(超声影像专业)出科考试题(样卷)

姓名_____ 科室_____ 医院_____ 工号_____

病例影像读片与诊断思维(**20分×4**)及报告书写(**20分×1**)

病例编号	影像检查号	影像表现描述(5分)	语言表达(4分)	思维与分析(6分)	诊断结论(5分)	分数	考核老师
1	CT×××						
2	CT×××						
3	CT×××						
4	CT×××						
5	CT×××						
6	CT×××						
7	CT×××						
8	MR×××						
9	DSA×××						

[备注]

1. 超声影像专业住院医师在放射科轮转结束时,需要参加出科考试。出科考试主要考察学员的阅片技能和影像诊断思维能力。

2. 一般有8~9个病例供学员选择。每位学员必须选择5个病例,其中4个病例需要现场读片,另外1例要求手写1份影像诊断报告。考官会根据实际情况,针对读片病例进行提问,并根据学员的影像表现描述、语言表达、思维与分析能力、诊断结论等环节进行评分。

放射科影像检查报告

患者姓名：_____ 性别：_____ 年龄：_____

检查部位：_____ 检查号：_____

检查技术：_____

影像描述：

诊断结论：

报告医生：_____

放射科住院医师规范化培训(放射影像专业)第一阶段C1级考试题(样卷)

姓名＿＿＿＿＿＿ 工号＿＿＿ 日期＿＿＿ 成绩＿＿＿

一、专业基础理论:中英文名词互译(1分×20,任选20个)

DR:＿＿＿＿＿＿＿ CR:＿＿＿＿＿＿＿

CTA:＿＿＿＿＿＿ CTV:＿＿＿＿＿＿＿

MIP:＿＿＿＿＿＿ CPR:＿＿＿＿＿＿＿

VR:＿＿＿＿＿＿＿ SSD:＿＿＿＿＿＿＿

CTP:＿＿＿＿＿＿ IVP:＿＿＿＿＿＿＿

MRCP:＿＿＿＿＿ MRU:＿＿＿＿＿＿

PWI:＿＿＿＿＿＿ SWI:＿＿＿＿＿＿＿

MRS:＿＿＿＿＿＿ DTI:＿＿＿＿＿＿＿

FLAIR:＿＿＿＿＿ PdWI:＿＿＿＿＿＿

GRE:＿＿＿＿＿＿ EPI:＿＿＿＿＿＿＿

TACE:＿＿＿＿＿ PET:＿＿＿＿＿＿＿

ECT:＿＿＿＿＿＿ PACS:＿＿＿＿＿＿

HIS:＿＿＿＿＿＿ RIS:＿＿＿＿＿＿＿

高分率CT:＿＿＿＿＿ 磁共振血管造影:＿＿＿＿

CT尿路造影:＿＿＿＿ 多平面重组:＿＿＿＿＿

最小密度投影:＿＿＿＿ CT值:＿＿＿＿＿＿

数字减影血管造影:＿＿＿＿ 流空效应:＿＿＿＿＿

弥散加权成像:＿＿＿＿＿ 窗宽/窗位:＿＿＿＿＿

二、实践技能:断层影像解剖与基本病变影像分析(**20分×3例**)

及报告书写(**20分×1例**)

从以下内容中任选3项作为实践技能考试项目。

- 肺野与肺带的划分。

- 肺叶与肺段的影像解剖。

- 肝段的影像解剖。

- 正常心脏三位片的影像解读。

- 正常头颅CT/MRI的影像解读。

- 骨折的影像学描述。

- 胸腔积液量的判断。

- 正常腹部X线平片(立位、卧位)的影像解读(含IVP)。

- 胃肠道造影的基本操作与胃肠道正常解剖。

编　号	影像检查号	影像描述 (8分)	思维与分析 (8分)	语言表达 (4分)	分　数	考核 老师
1						
2						
3						

放射科影像检查报告

患者姓名：＿＿＿＿＿＿＿ 性别：＿＿＿＿＿ 年龄：＿＿＿＿＿

检查部位：＿＿＿＿＿＿＿ 检查号：＿＿＿＿＿＿＿＿＿＿

检查技术：＿＿＿＿＿＿＿＿＿＿＿＿＿＿＿＿＿＿＿＿＿

影像描述：

诊断结论：

报告医生：＿＿＿＿＿＿＿

放射科住院医师规范化培训（放射影像专业）
第一阶段C2级考试题（样卷）

姓名＿＿＿＿＿＿＿＿＿＿　科室＿＿＿＿＿＿　医院＿＿＿＿＿＿　工号＿＿＿＿＿＿

病例影像读片与诊断思维（各系统选1个病例，共5个病例，20分×5）

系　　统	病例编号	影像检查号	影像表现描述（5分）	语言表达（4分）	思维与分析（6分）	诊断结论（5分）	分数	考核老师
中枢神经系统	①	CT×××						
	②	CT×××						
	③	CT×××						
	④	MRI×××						
	⑤	MRI×××						
呼吸及循环系统	①	X×××						
	②	X×××						
	③	CT×××						
	④	CT×××						
	⑤	CT×××						

系　　统	病例编号	影像检查号	影像表现描述（5分）	语言表达（4分）	思维与分析（6分）	诊断结论（5分）	分数	考核老师
消化系统（肝、胆、胰、脾）	①	CT××						
	②	CT××						
	③	CT××						
	④	CT××						
	⑤	CT××						
泌尿生殖系统	①	CT××						
	②	CT××						
	③	CT××						
	④	CT××						
	⑤	CT××						
胃肠道及骨关节系统	①	X××						
	②	X××						
	③	X××						
	④	CT××						
	⑤	CT××						
合计								

第五章
各类表格

　　本章共罗列了放射科住院医师入科、出科登记表,放射科住院医师出科考核评价表,放射科专业基地/科室病例讨论记录,放射科专业基地/科室教学读片记录,放射科专业基地/科室小讲课记录,住院医师请假申请表(请假时间＜3天),住院医师请假申请表(请假时间≥3天),学员中止培训申请表,选送单位中止培训申请表,变更培训基地(学科)申请表,住院医师离院登记表,带教老师筛选评价表,带教老师半年度评价表(专业基地/轮转科室),带教医师教学阅片评分表,住院医师临床能力考核(阅片)评分表,共15份表格(见表5-1～表5-15)。

表5-1 放射科住院医师入科、出科登记表

序号	姓名	工号	年级	入科时间	出科时间	类别	所属专业基地	联系电话	带教老师	出科综合评价(100分)	是否补考(是/否)	补考成绩
1				年 月 日	年 月 日							
2				年 月 日	年 月 日							
3				年 月 日	年 月 日							
4				年 月 日	年 月 日							
5				年 月 日	年 月 日							
6				年 月 日	年 月 日							
7				年 月 日	年 月 日							
8				年 月 日	年 月 日							
9				年 月 日	年 月 日							
10				年 月 日	年 月 日							
11				年 月 日	年 月 日							

备注：

教学秘书签字：

表5-2　　放射科住院医师出科考核评价表

姓名：　　　　　工号：　　　　　年级:201(　)级　　　第(　)年					
培训计划起止时间：　　年　月　日——　　年　月　日					
学员类型:□本院　　　　□外院 　　　　　□专业硕士　　□社会人			专业：		
考核项目及分值	考核内容及标准		自评分数	老师评分	科室评分
日常考核（40分）	日常考勤与教学活动签到（15分）	1. 按时报到并参加入科教育及培训测试（3分）：缺席或测试不合格不得分			
		2. 按时上下班，无迟到、早退及旷工（8分）：违纪1次扣1分，扣完为止			
		3. 按时参加教学活动并签到，完成课堂测试（4分）：缺席、迟到或测试不合格，每次扣1分			
	临床工作与实践（25分）	1. 按要求完成规定病种的影像报告书写并及时上网录入（5分）：每少3种扣1分，扣完为止			
		2. 按规定完成每天放射影像报告工作量（10分）：1天不达标扣1分，扣完为止	实际天数 不达标天数		
		3. 影像报告阳性率≥30%（5分）：每低5%扣1分，扣完为止	X线平片报告阳性率： CT报告阳性率：		
		4. 影像报告书写规范（5分）：包括影像检查技术、专业术语描述、诊断结论等，1份报告不规范扣1分，扣完为止			
日常考核小计（各小项考核指标得分相加）并签字确认					

续表

考核项目及分值	考核内容及标准	自评分数	老师评分	科室评分
出科考核（60分）	1. 理论测试（共20分。10个选择题，每个2分）			
	2. 病例影像诊断思维（共30分。10个选择题，每个3分）			
	3. 诊断报告书写（共10分。3个病例任选1个）			
出科考核小计				
考核评语：				

［备注］

1. 日常考核低于24分者，不得申请出科考核，必须重新轮转。

2. 出科考核低于36分或综合评价低于60分者，给予一次补考机会。若补考仍不合格，则必须重新轮转。

科室教学工作组组长/副组长签字：＿＿＿＿＿＿　　日期：＿＿＿＿＿

表5-3 放射科专业基地/科室病例讨论记录

时 间		年 月 日	地 点	
主 题				
主持人		职 称	记录人	

讨论病例:
1. 姓名: 检查号: 住院号: 诊断:

2. 姓名: 检查号: 住院号: 诊断:

3. 姓名: 检查号: 住院号: 诊断:

讨论内容摘要:

参加人员:
(类别用1~4表示。1:本院;2:外院;3:专硕研究生;4:社会人。专业分为影像、非影像)

姓 名	类 别	专 业	签 名	姓 名	类 别	专 业	签 名

缺勤人员:

表5-4 放射科专业基地/科室教学读片记录

时 间	年 月 日(___:___一___:___)			地 点	
读片教师		职 称		记录人	
姓 名		检查号		住院号	
临床诊断					
教学目标					

提问内容及读片小结：

参加人员：
（类别为住院医师、实习医生、主治医师及高级职称人员、进修医师）

姓名	类别	签名	姓名	类别	签名

缺勤人员：

103

表5-5　放射科专业基地/科室小讲课记录

时　间			年　月　日	地　点				
主　题								
主持人			职　称			记录人		
主要内容：								
参加人员： （类别用1～4表示。1:本院;2:外院;3:专硕研究生;4:社会人。专业分为 影像、非影像）								
姓　名	类　别	专　业	签　名	姓　名	类　别	专　业	签　名
缺勤人员：							

表5-6 住院医师请假申请表

（本表适用于请假时间＜3天）

姓　名		专　业	
年　级		轮转科室	
请假时间	年　月　日至　　年　月　日,共　　天		
事　由			
轮转科室意见： 　　　　　　　　　　　　　　　主任签字： 　　　　　　　　　　　　　　　　年　　月　　日			

［备注］

1. 请假由轮转科室科主任审核同意,并交科室住院总医师存档。
2. 未事先请假擅离岗位的,按旷工处理。

表5-7　住院医师请假申请表

（本表适用于请假时间≥3天）

姓　　名		专　　业	
年　　级		轮转科室	
培训年制		是否补轮转	
请假时间	年　月　日至　年　月　日,共　　天		
事　　由			
选送单位人事部门意见／导师意见： 　　　　　　　　　　　　　　　签字： 　　　　　　　　　　　　　　　盖章 　　　　　　　　　　　　　　　　　年　　月　　日			
教学部意见： 　　　　　　　　　　　　　　　盖章 　　　　　　　　　　　　　　　　　年　　月　　日			

［备注］

1. 请假流程审批完成后,最后交由科室住院总医师存档。

（1）本院住院医师:人事部→教学部→轮转科室;。

（2）外院住院医师:选送单位人事部门→教学部→轮转科室。

（3）专硕研究生:导师→教学部→轮转科室。

2. 因请假,单科轮转中断15天,则需重新补轮转。未事先请假擅离岗位的,按旷工处理。

表5-8 学员中止培训申请表

姓 名		性 别	
学员编号		身份证号码	
最高学历		联系方式	
选送单位		选送单位联系方式	
培训基地		培训基地联系方式	

中止培训原因：

申请人签名：
年 月 日

选送单位意见：

（单位盖章）
年 月 日

培训基地意见：

（单位盖章）
年 月 日

县(市、区)卫计委意见：

（单位盖章）
年 月 日

市卫计委意见：

（单位盖章）
年 月 日

省卫计委意见：

（单位盖章）
年 月 日

表5-9 选送单位中止培训申请表

选送单位		选送单位联系方式	
学员姓名		性　　别	
学员编号		身份证号码	
最高学历		联系方式	
培训基地		培训基地联系方式	

中止培训原因：

（选送单位盖章）
年　月　日

培训基地意见：

（单位盖章）
年　月　日

县(市、区)卫计委意见：

（单位盖章）
年　月　日

市卫计委意见：

（单位盖章）
年　月　日

省卫计委意见：

（单位盖章）
年　月　日

表5-10　变更培训基地(学科)申请表

学员姓名		性　别	
学员编号		身份证号码	
最高学历		联系方式	
选送单位		选送单位联系方式	
原培训基地		原培训基地联系方式	
变更后培训基地		变更后培训基地联系方式	
原培训学科		变更后培训学科	

变更原因：

申请单位或人签章(名)：
　　　　　　　年　月　日

选送单位意见：

(单位盖章)
　　　　　　　年　月　日

原培训基地意见：

(单位盖章)
　　　　　　　年　月　日

变更后培训基地意见:
(单位盖章) 年　月　日
县(市、区)卫计委意见:
(单位盖章) 年　月　日
市卫计委意见:
(单位盖章) 年　月　日
省卫计委意见:
(单位盖章) 年　月　日

[备注]变更培训学科,则前面的培训内容将全部清空,可能会影响结业考核时间,请谨慎考虑。

表5-11　住院医师离院登记表

姓　　名		培训学科	
选送单位		联系电话	
工　　号		离院时间	
培训科室 （最后轮转科室）		主任签字： 　　　　　年　月　日	
膳食科	饭卡已退还。 签字： 　　　　　年　月　日		
图书馆	借书证已退还。 签字： 　　　　　年　月　日		
洗衣房	白大褂已退还。 签字： 　　　　　年　月　日		
教学部	审核意见： 签字： 　　　　　年　月　日		

［备注］

1. 住院医师应在离院前做好本科室工作交接。

2. 住院医师应在与各相关部门办理完上述手续后，方可到教学部办理离院手续。

3. 本登记表一式两份。一份在离院前交至教学部审核；另外一份由学员自行保管，作为领取住培合格证的凭证。

表5-12 带教老师筛选评价表

序 号	姓 名	工 号	临床业务能力（30分）	教学意识及带教能力（40分）	医德医风（30分）	总 分（100分）
1						
2						
3						
4						
5						
6						
7						
8						
9						
10						
11						
12						
13						
14						
15						
医学教育工作组成员签字（含教学秘书）	教学秘书： 年 月 日					
专业基地负责人签字	年 月 日					

[备注]带教老师需为主治医师3年及以上者。

表5-13　带教老师半年度评价表(专业基地/轮转科室)

序　号	姓　名	工　号	学员信息审核	教学活动*			工作量总分	教学技能(满分200分)		总　分
				小讲课教学查房病例讨论	技能培训出科考	题库/资料库建设		教学查房100分	病历质量100分	
1										
2										
3										
4										
5										
6										
7										
8										
9										
10										
11										
12										
13										
14										
15										
	医学教育工作组成员签字		教学秘书：						年　月　日	
	专业基地负责人签字								年　月　日	

*教学活动:以教学秘书留档或录入为准。由教学工作组根据教学完成质、量情况综合评价,符合要求的计2分/次,不符合要求的不计分。

表5-14　带教老师教学阅片评分表

培训对象姓名		培训基地(医院)				
指导医师姓名		专业技术职称				
患者病历号		疾病名称				
考核项目	考核内容	标准分	扣 分	得 分
阅片准备 (15分)	1. 准备工作充分,认真组织教学阅片	5		
	2. 病例选择合适	5		
	3. 熟悉患者病史,全面掌握患者各项实验室检查及其他影像学检查结果	5		
阅片指导 (40分)	1. 有教书育人意识,尊重和关心患者,注意医德医风教育,体现严肃、严谨、严格的医疗作风	5		
	2. 与患者核实、补充病史,指导培训对象认真询问病史	5		
	3. 及时纠正培训对象不正确阅片方式并指导其规范阅片	5		
	4. 指导培训对象正确判读其他影像学资料,分析各种辅助检查报告单,并提出个人见解	5		
	5. 点评培训对象诊断报告书写并指出不足,指导规范书写诊断报告	5		
	6. 指导培训对象如何做出正确诊断和鉴别诊断的思路	5		
	7. 指导培训对象提出为明确诊断所需进行进一步检查的计划和方案	5		
	8. 结合病例,联系理论基础,讲解疑难问题、介绍医学新进展,并指导培训对象阅读有关书籍、文献及参考资料等	5		

续表

考核项目	考核内容	标准分	扣 分	得 分
阅片方法 (25分)	1. 结合病例有层次地进行提问,启发培训对象独立思考问题,训练其独立诊疗疾病的思维能力	5		
	2. 鼓励培训对象主动提问,并耐心解答各种问题	5		
	3. 合理使用病例资源,鼓励培训对象增加临床实践,提高阅片能力	5		
	4. 用语专业、规范,合理教授专业英语词汇	5		
	5. 及时归纳阅片内容,指导培训对象小结学习内容	5		
阅片效果 (15分)	1. 通过阅片,训练培训对象医患沟通的能力和采集病史的技巧,训练其临床思维能力	5		
	2. 阅片内容充实,形式得当,重点突出,时间安排合理,培训对象能掌握或理解大部分阅片内容	5		
	3. 阅片基本模式、过程、效果达到预期目的	5		
指导医师 总体印象 (5分)	态度严肃认真,仪表端正,行为得体,着装大方,谈吐文雅	5		
合计		100		
考核专家:			年 月 日	

115

表5-15　住院医师临床能力考核(阅片)评分表

培训对象姓名		所在科室	培训基地(医院)		
考核项目	考核内容	评分标准	标准分	得　分	
核对一般项目	1. 核对患者姓名、性别、年龄、影像号	1. 遗漏1项扣1分	10		
	2. 核对检查日期、检查方法	2. 遗漏1项扣1分			
	3. 核对检查部位和左、右	3. 遗漏1项扣2分			
征象描述及分析	1. 影像观察全面,注意到重要的阳性征象和阴性征象	1. 观察不全面,扣1~5分;遗漏重要阳性征象,扣1~5分;遗漏重要阴性征象,扣1~5分	35		
	2. 征象描述客观,专业术语运用恰当	2. 征象描述不客观,扣1~5分;未能使用专业术语,扣1~5分			
	3. 分析征象条理性强,语言精练	3. 分析征象缺乏条理性,扣1~2分;语言过繁、过简或用诊断用语,扣1~3分			
	4. 分析过程能结合临床资料和病理改变	4. 分析过程未能结合临床资料,扣1~2.5分;未能结合病理改变,扣1~2.5分			
报告书写质量	报告书写格式规范,字迹工整,无错别字,征象描述细致,条理清晰,确认签名	报告书写格式不规范,扣1~4分;字迹不工整,扣1~4分;出现1个错别字,扣1分(最多扣2分);征象描述不确切,扣1~4分;语句不通顺,扣1~3分;未签名,扣1~3分	20		

续表

考核项目	考核内容	评分标准	标准分	得　分
诊断	诊断依据充分，结论准确，主次分明	主要诊断错误，扣1~3分；欠准确，扣1~2分；主要并发症错误或遗漏，扣1~3分；次要诊断有错误或遗漏，扣0.5~1分；诊断主次顺序有错误，扣0.5~1分	10	
鉴别诊断	鉴别诊断合理，至少提出2个需鉴别的疾病	鉴别诊断病名不恰当，扣1~2.5分/个；鉴别要点不确切，扣1~2.5分/个	10	
回答问题	考官至少提出4个相关问题（主要涉及考生在阅片过程中出现的问题）	回答错误1个问题，扣1~2.5分	10	
考核用时	30分钟	考核用时超过30分钟，扣1~5分	5	
总　　分			100	
备注	1. X线平片(胸部、腹部、骨关节、头颅)；2. 造影片(胃肠)任选3例			
考核专家：			年　　月　　日	

117

"中国住院医师培训精英教学医院联盟"名单

  2015年10月31日,在"北京协和住院医师培训国际论坛暨第五届西湖论坛"上,"中国住院医师培训精英教学医院联盟"正式成立。在美国中华医学基金会(CMB)的倡议下,由中国住院医师培训制度的起源地——北京协和医院牵头,联合国内6家教学医院作为创始会员,共同成立"中国住院医师培训精英教学医院联盟"(以下简称联盟)。联盟将共同分享国内外教育教学资源,共同探讨和应对住院医师规范化培训过程中面临的问题与挑战。通过联盟的示范和辐射作用,从根本上推动全国住院医师规范化培训的开展,并提高住院医师规范化培训的水平。

  联盟单位:

1. 中国医学科学院北京协和医院

2. 北京大学第一医院

3. 复旦大学附属中山医院

4. 中山大学附属第一医院

5. 四川大学华西医院

6. 浙江大学医学院附属第一医院

7. 中南大学湘雅医院

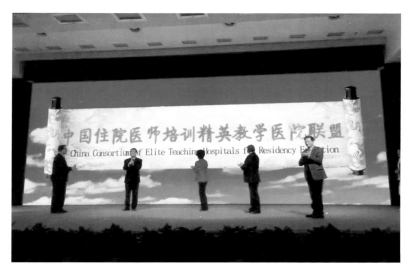

图附1-1　"中国住院医师培训精英教学医院联盟"成立仪式

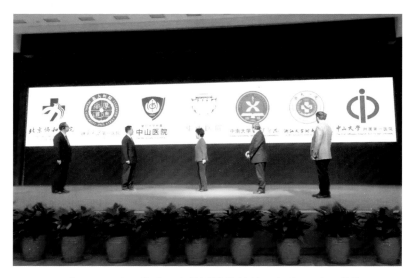

图附1-2　"中国住院医师培训精英教学医院联盟"成员单位

附件二

国家首批住院医师规范化培训示范基地名单

2015年10月16日,国家卫计委官网发布了《关于公布住院医师规范化培训示范基地名单的通知》,中国医学科学院北京协和医院、北京大学第一医院以及首都医科大学宣武医院等24家单位被认定为住院医师规范化培训示范基地。具体名单如下:

1. 中国医学科学院北京协和医院
2. 北京大学第一医院
3. 首都医科大学宣武医院
4. 天津医科大学总医院
5. 中国医科大学附属第一医院
6. 吉林大学第一医院
7. 哈尔滨医科大学附属第一医院
8. 复旦大学附属中山医院
9. 上海交通大学医学院附属瑞金医院
10. 第二军医大学长海医院
11. 江苏省人民医院
12. 浙江大学医学院附属第一医院
13. 福建省立医院
14. 山东大学齐鲁医院
15. 华中科技大学同济医学院附属协和医院

16. 中南大学湘雅医院

17. 中山大学附属第一医院

18. 重庆医科大学附属儿童医院

19. 四川大学华西医院

20. 第四军医大学西京医院

21. 新疆医科大学第一附属医院

22. 北京中医药大学东直门医院（中医）

23. 上海中医药大学附属龙华医院（中医）

24. 江苏省中医院（中医）

浙大一院住培基地联合体成员单位

2016年2月18日，浙大一院住培基地联合体领导小组会议在浙大一院召开，标志着浙大一院住培基地联合体的正式成立。浙大一院住培基地联合体以浙大一院为主体单位，共由8家医院组成，主要目标是使联合体内的住院医师达到同质化培养。具体名单如下：

浙江大学医学院附属第一医院

诸暨市人民医院

绍兴市第二医院

浙江省新华医院

浙江省立同德医院

嵊州市人民医院

宁波市北仑区人民医院

三门县人民医院

国家"住院医师规范化培训"微信公众号学员稿件选登

（一）住培：放射科入科培训心得

（浙江大学医学院附属第一医院耳鼻喉科住院医师，韩贺明，2016-03-07）

二月伊始，按照轮转计划，我来到了放射科。今天，我和很多其他科室学员一样，参加了放射科的入科培训。短短1小时的培训，让我对放射科的轮转制度以及本科室的概况有了进一步的了解。

首先，放射科陈峰主任代表科室致欢迎辞，简短介绍了科室的主要概况以及住院医师规范化培训工作的进展。然后，由负责住院医师规范化培训工作的张景峰副主任、黄强住院总医师以及科室秘书赵艺蕾老师分别对我们进行了入科教育和岗前培训。

按照国家卫计委的相关文件及制度，放射科张景峰副主任向我们介绍了不同专业的学员在放射科的不同轮转要求。总的来说，培训对象分为影像专业和非影像专业住培人员。与大多数同学相似，我作为非影像专业住培人员，在放射科的轮转时间为1个

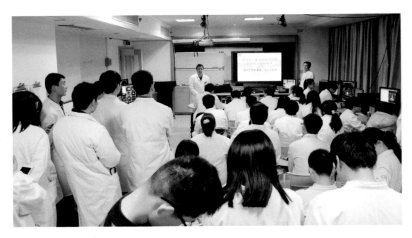

图附4-1 放射科住院医师入科教育,陈峰主任致欢迎词,张景峰副主任进行岗前培训

月。而影像专业学生,如超声医学科、放射诊断科、放射介入及核医学等,在放射科的轮转时间要相对长于我们这些学员,并且在日常工作的考核以及出科考核上,我们之间的要求也是有差别的。

作为一名临床专业学生,我非常重视放射学这门学科。正如张景峰副主任在培训时所说,在放射科,首先由临床医生根据病情需要开出检查申请单;接着患者/家属来预约登记;检查之前对患者进行宣教;最后核对信息,按顺序阅片,规范书写,及时审核。因此,放射科与临床专业有着相当密切的联系。

在进入放射科之前,我没有接触过放射科危急值的概念,如严重气胸、胃肠穿孔引起膈下游离气体、脑疝、气管异物等。我相信,经过在放射科的学习,我们会对这些危急病情有更进一步的了解和认识。

放射科设备布局虽然比较分散,但是科室各项工作严谨有序。科室检查项目包括普通放射检查（DR、CR）、胃肠造影、乳腺钼靶检查、CT、MRI及DSA等。科室人员包括放射诊断医生、放射技术人员以及护理人员等。

放射科科室教学活动丰富，为我们指引了入门之路，有利于我们年轻医生的成长。具体教学活动包括工作日早晨必须参加的疑难病例读片、每周三中午的小讲课、每周三晚上针对进修医生的讲课、每周四中午的放射学术沙龙等。放射科开展的这些教学活动是我们学习的平台。我们应当秉着珍惜的态度，努力学习。

放射科出科考核制度十分合理，可以有效地督促和考察学员，提醒我们日常要积极学习放射科的有关阅片技能。考核分为日常考核和出科考核，比重分别为总分的40%和60%。日常考核包括考勤、日常工作以及参加教学活动情况等，出科考核包括理论考试、病例阅片及报告书写等。若日常考核不合格，则不能申

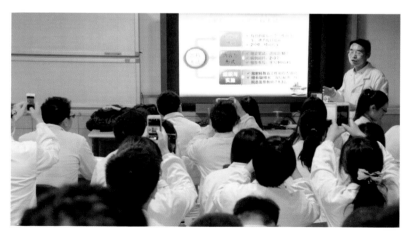

图附4-2　放射科张景峰副主任进行入科教育，强调出科考核相关要求

请参加出科考核;若出科考核不合格,则可以申请补考一次;若补考仍不合格,则必须重新参加轮转。两套考核制度相结合,有效地提高了我们学习的动力和学习效果。

在放射科的1个月,我将按照科室要求,积极参与日常工作及值班,虚心向带教老师请教,努力学习放射科常见病种的读片技能和诊断思维,提高自己的医疗技能。

原文链接:

https://mp.weixin.qq.com/s?__biz=MzA3NzAzMzA3NA==&mid=405142716&idx=3&sn=57490915f9a6ae5ae840928e0ef407ba&scene=1&srcid=0705RfLX1tNcrOHaUEp8Vn3d&pass_ticket=rvftuUYNOFp0ow2574u7sbp3kHcJJhgARX0l4OGY0swyrWXKqJO9KEuO%2FRygtkdw#rd

(二) 住培心得:放射住培路漫漫,吾将上下而求索

——放射科住院医师规范化培训学习体会

(浙江大学医学院附属第一医院放射科研究生,薛星,2016-05-17)

转眼间,距研究生入学已经有半年多了,作为放射学专业学位的研究生,我的培养方式是与住院医师规范化培训结合在一起的。而我轮转的重点科室是放射科。自2015年10月开始,我进入浙江大学医学院附属第一医院(简称浙大一院)放射科进行住院医师规范化培训。那么首先谈谈放射科吧。浙大一院放射科成立于1947年,是浙江省最早成立的放射医学专科之一,基本工

作包括普通放射（X线摄影、钡餐、造影等）、CT、MRI及介入放射等部分。除了先进的硬件设施，这里还拥有众多省内及国内知名专家。因此，从来到这里的第一天开始，我就对自己即将在这里接受3年的住院医师规范化培训并成为一名优秀的住院医师而充满信心。

进科的第一天，我通过接受入科培训初步了解到浙大一院放射科对住培工作的重视程度。科室已经成立住院医师规范化培训领导小组，由陈峰主任担任组长并全面负责住培工作，张景峰副主任主要分管住培工作，黄强住院总医师和熊兵教学秘书协助住院医师规范化培训的日常管理与协调。同时，我在这里也认识了很多一起进入放射科接受培训的同学、同事，而他们就是我今后一起学习的重要伙伴。我们2015级一共有14位放射影像专业的学员，加上超声医学、核医学以及其他临床相关专业的学员，每月至少有30人在放射科接受培训。因此，放射科的老师在处理繁

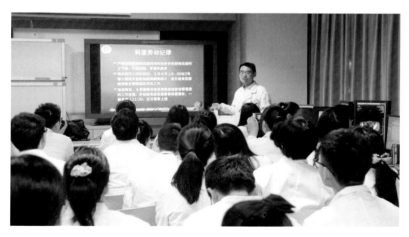

图附4-3　入科教育

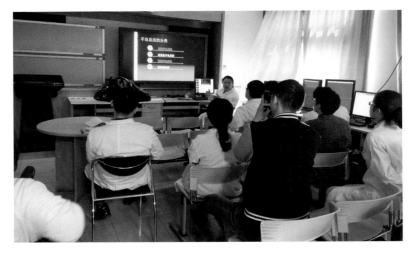

图附4-4　赵艺蕾老师为住培学员培训对比剂不良反应的识别与处理流程

忙的日常工作之余,还要抽出大量时间来指导我们学习基础知识和基本技能,真是非常辛苦。但是,他们没有任何抱怨的情绪,我们真的非常感动。

　　我们14个人分别由科里的几位高年资医师来带教。我们开始接受培训的第一天,张景峰老师就和我们亲切交流,深入了解我们的专业知识和临床技能水平,经常和我们打成一片。在此过程中,张老师不断摸索、总结教学模式并广泛听取我们学员的意见和建议,为我们量身打造了一个全方位、阶梯式的培训方案与实施细则。为了保证培训计划能够真正落到实处,放射科住培教育工作组在充分征求学员意见后,让我们每一位学员都能真正参与到日常培训工作中来。大家互相帮助、友好竞争、团结协作、共同进步,每一位学员都能积极发挥主人翁精神和团队意识,共同管理和维护这个属于我们自己的"学员之家"。

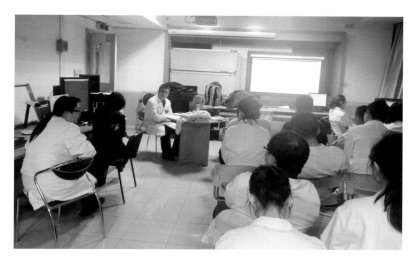

图附4-5　陈峰主任、楼海燕副主任和张景峰副主任与住培学员进行座谈

　　正是由于广大学员的积极参与,现在的培训方案和实施细则已经有了我们的一份贡献,所以心里自然会有些许自豪感。例如:针对每一阶段的病种学习,每周二晚上由我们学员自己准备课件并讲课,在带教老师的辅导下,认真完成每节小讲课的学习内容。其中有一次,针对我提出的"脑转移瘤与脑脓肿的鉴别"这一问题,赵艺蕾老师辅导杨飘同学做了一次重点讲座,并且现场读片演示。通过这次互动学习,我深刻领会了这两种疾病的影像学鉴别要点,印象尤为深刻。

　　每3个月为一个级别,在一个级别学习结束后,张景峰老师会针对该级别学习过程中遗留的问题给大家集中辅导答疑,然后由住培工作组统一组织升级考试。例如4月25日,在教学部领导及工作人员的监督下,我们完成了第一阶段C2级别的考试。本次考试设有中枢神经系统、呼吸循环系统、消化系统、泌尿生殖系统

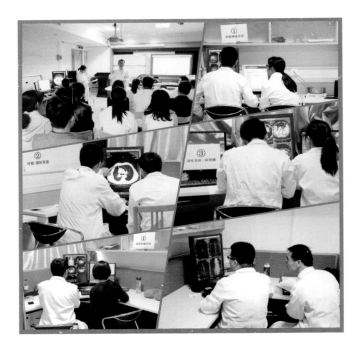

图附4-6　放射科住院医师第一阶段C2级分站式考核

以及骨关节系统五站病例读片测试。由学员集中抽签决定先后顺序,每位学员必须参加五站考试。每一站共有5个病例作为备选,每位学员只需要任选一个病例进行该站的读片。经过紧张有序的综合测试,每位学员都顺利通过了C2级的考核。我们都特别高兴,觉得这个培训模式很有成效。

每周四中午,科室会组织全科学习当前放射领域相关的前沿知识,虽然有时不是全部理解,但是这样的学习对于提高专业与科研知识很有帮助。目前,我已经轮转了CT、MRI、胃肠造影和X线平片等岗位,对放射科的常规工作已经有了比较系统的初步认

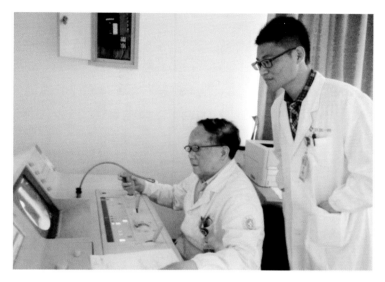

图附4-7　章熙道教授传授胃肠造影操作规范

识。在胃肠造影学习的一个半月时间中,我的带教老师章熙道教授给我留下了深刻的印象。已经80多岁高龄的他仍然坚守在教学工作的第一线,虚心给放射科把关人才,兢兢业业数十年,为我们年轻医师树立了优秀的榜样。

作为专业学位的研究生,住培方案对我的要求不仅限于专业知识的学习,同时还有科研方面的学习等。"路漫漫其修远兮,吾将上下而求索。"我真心地希望能够在接下来的住培日子里,认认真真地按照科室为我们制订的住培计划去学习,相信自己一定能够成为一名优秀的放射影像专业住院医师。

（作者:浙江大学医学院附属第一医院放射科研究生,薛星;文字编辑:浙江大学医学院附属第一医院教学部,姜晓莹）

原文链接：

https://mp.weixin.qq.com/s?__biz=MzA3NzAzMzA3NA==&mid=
2653364974&idx=3&sn=34328e33c8fc2ce29adc527d849fbfa4&sce-
ne=1&srcid=0705nHVvVpht3kkepPDjvSdF&pass_ticket=rvftuUYN-
OFp0ow2574u7sbp3kHcJJhgARX0l4OGY0swyrWXKqJO9KEuO%2F
Rygtkdw#rd

（三）在援疆的阳光下成长

——一个新疆姑娘在浙大培训的心得

（浙江大学附属第一医院2015级放射科住院医师，王
盼，2016-06-30）

　　2016年1月4日，我正式成为浙大一院住院医师规范化培训
中的一员。与其他住培学员不同的是，我来自距离杭州3000多千
米的新疆。你可能以为我的名字叫"古丽"，但与"古丽"不同的
是：我是一个土生土长的汉族姑娘。

　　大学毕业之后，我在新疆医科大学第六附属医院工作。为响
应国家的政策，我们医院也开展了住院医师规范化培训工作，但
是由于起步较晚，国家卫计委特意制订了一个援疆计划，从我们
医院挑选10名住院医师前往杭州进行住培，我有幸成为其中一
员。在刚得知这个消息时，我的心情既紧张又兴奋，浙大一院是
国家首批"住院医师规范化培训基地"，实力相当强！我担心自己
水平有限，跟不上老师的步伐，却又期待着去这所三级甲等综合
性教学医院体验它浓厚的文化底蕴和先进的人文理念。

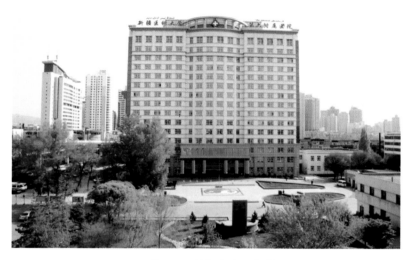

图附4-8　梦想在这里起航

　　来到杭州之后,看到这座绿意葱茏的江南城市,我才知道什么叫做秀美。杭州更是满城书香,在距离宿舍不远的地方就有两所图书馆,我们空闲的时间可以去书海遨游一番。早上8:00,路上的行人已经匆匆忙忙地赶在上班的路上了。

　　我所学的专业是医学影像学,所以在住培的这3年里,我主要轮转的科室就是放射科。进科的第一天,考虑到我是从新疆来的学员,主管住培工作的张景峰老师就特意为我安排了曾在新疆上过学的楼海燕老师。对于老师这么体贴的照顾,我真的很感动。楼老师专业知识过硬,为人随和,担心我不好意思提问,总是主动问我有没有遇到什么问题,把我之前所有的担心一扫而光。我在学习上的进步也更快、更好。

　　放射科的教学活动丰富多彩。每周一早上有病例随访读片,由老师们搜集已经有病理证实的病例,回过头来再看其影像表

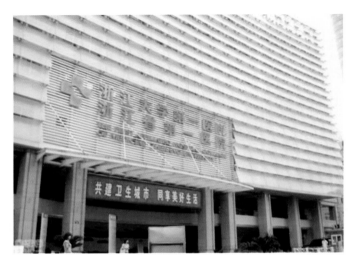

图附4-9　在这里开始为期3年的住院医师规范化培训

现,并归纳总结,使我们对这些病例有更加深刻的认识。周二到周五早上的读片由我们影像专业的学员自己主持,从前一天的病例中找出一两个典型的或者难以诊断的病例,供大家一起讨论。在准备的过程中,我们自己会查阅相关文献,翻阅教科书并向老师请教,这无疑也是一种学习的过程。每周一的晚上,安排的是专门属于我们影像专业学员的小讲课。针对每一阶段的学习,我们会自己准备课件,并有相应的老师对我们进行辅导,内容比较简单。在这个过程中,大家可以提出各种各样的问题,老师都会一一解答。其目的是让我们夯实基础,走得更远。

我们每天在不同的岗位上都有具体的工作量要求。虽然刚开始的时候大家都觉得压力好大,不太能完成,可是有压力才会有动力。在写报告的过程中,我们难免会偷懒,挑简单的写,或者写一会歇一会,但在有了具体的数量要求之后,大家就会绷紧一

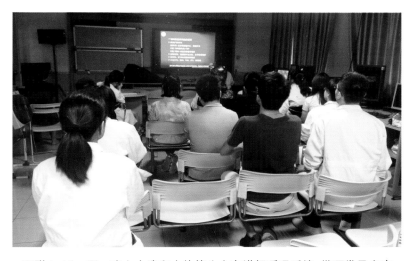

图附4-10　周一晚上由我和小伙伴为大家讲解呼吸系统、纵隔常见疾病

根弦,提高工作效率。

　　每隔一段时间,张老师都会询问我们是否有什么意见或者建议,并不断地探索和改进培训方案。例如刚开始的时候,我们和老师是一对一的,但是由于老师们的工作常常比较忙,有时我们遇到问题的时候并不能及时找到老师。张老师意识到这个情况之后,就将我们分成几个小组,每个小组分配几位老师。这样一来,我们有问题的时候,如果找不到自己的带教老师,还可以找小组的其他老师解答。每个月在放射科轮转的学员除了影像专业的外,还有非影像专业的,所以人相对较多。每天早上读片的时候,站在后面的学员就难以听清楚读片的内容,科里注意到这个问题之后,就为我们配置了音响和麦克风,尽其所能为我们提供好的学习环境。

　　转眼间在浙大一院住培已经近半年的时间,我最大的感触就是科里的老师对住培工作非常重视,科里成立了专门的住院医师规范化培训领导小组,分管住培工作的张景峰老师更是与我们打成一片,及时了解我们的所感所需,在工作和生活上都给了我们莫大的帮助。在这样规范的培训基地,有这么多专业的老师,我一定要珍惜这来之不易的机会,刻苦学习,努力探索,争取早日成为一名合格的放射科医生。

原文链接:

https://mp.weixin.qq.com/s?__biz=MzA3NzAzMzA3NA==&mid=2653365262&idx=1&sn=c9cc06a23d22c92388277fde5350d003&scene=1&srcid=0705hLJlauqwxHiCTftujBB6&pass_ticket=rvftuUYNOFp0ow2574u7sbp3kHcJJhgARX0l4OGY0swyrWXKqJO9KEuO%2FRygtkdw#rd

参考文献

［1］关于建立住院医师规范化培训制度的指导意见:国卫科教发〔2013〕56号.

［2］住院医师规范化培训管理办法(试行):国卫科教发〔2014〕49号.

［3］住院医师规范化培训招收实施办法(试行):国卫办科教发〔2015〕49号.

［4］住院医师规范化培训考核实施办法(试行):国卫办科教发〔2015〕49号.

［5］浙江省住院医师规范化培训基地认定办法(试行):浙卫发〔2011〕68号.

［6］浙江省住院医师规范化培训基地管理办法(试行):浙卫发〔2011〕68号.

［7］医师资格考试大纲(中医、中西医结合类别实践技能考试部分)2016年版:国卫医考委发〔2015〕7号.

［8］蒲永林,蒲全红.美国放射诊断学住院医师培养和考试体系概况[J].国际医学放射学杂志,2009,32(6):567-571.

［9］医学影像学住院医师培训规范及实施方案(讨论稿)

[J]. 临床放射学杂志,1992,11(3):160-163.

[10] 吴仁华,杨棉华. 加拿大医学影像科住院医师培训方式及其启示[J]. 中华医学教育杂志,2014,34(6):950-952.

[11] 梁宇霆,Zhou Yihua,贺文,等. 中美放射科住院医师培训有感[J]. 国际医学放射学杂志,2013,36(1):57-59.

[12] 杨立,蔡祖龙. 美国影像医学住院医师、介入放射专业医师培训、资格认定及技术要求简介[J]. 中华放射学杂志,1998,32(11):789-790.

[13] 李莉,李宏军,任美吉,等. 非影像学专业的医学影像学教学现状与改革[J]. 现代医药卫生,2015,31(2):304-305.

[14] 袁小平,陈建宇,李勇,等. 多种教学法优化医学影像学课程教学体系的建立与评估[J]. 继续医学教育,2015,29(4):30-32.

[15] 李秀楠,吴玉梅,付婷辉,等. PBL结合CBL教学法在住院医师临床思维能力培养中的应用[J]. 继续医学教育,2013,27(7):32-34.

[16] 帕提曼·阿不都热依木,邢艳,刘文亚. 谈谈如何规范化住院医师影像培训工作[J]. 西北医学教育,2015,23(1):204-206.

[17] 汪剑,郝强,陈炜,等. 问题式学习在影像医学专业住院医师培训中的应用[J]. 中国高等医学教育,2011,(2):88,120.

[18] 董爱生,程超,肇博,等. 医学影像学住院医师规范化培训模式探讨[J]. 西北医学教育,2012,20(5):1019-1022.

[19] 郑婷,郭召友,唐光才. 医学院校附属医院影像专业住院医师规范化培训体会[J]. 北方药学,2013,10(11):146-147.

[20] 郑贤应,曹代荣,黄炳强,等. 影像专业住院医师规范化

培训初步探讨[J].福建医科大学学报(社会科学版),2013,14(4):59-62.

[21] 李坤成.我国医学影像学住院医师培训的主要问题和解决对策[J].诊断学理论与实践,2002,1(2):122-123.

[22] 刘连生,吕旻,刘勇坚,等.住院医师影像科规范化培训的问题及对策[J].中国继续医学教育,2015,7(13):5-6.

[23] 宋彬,边琪,徐晓璐,等.多元化临床能力评估在住院医师规范化培训中的实践[J].中华医学教育杂志,2011,31(1):140-142.

[24] 崔志潭,严加和.X线解剖学[M].北京:北京医科大学、中国协和医科大学联合出版社,1991.

[25] 荣独山.X线诊断学:第一册　胸部[M].2版.上海:上海科学技术出版社,2000.

[26] 荣独山.X线诊断学:第二册　腹部[M].2版.上海:上海科学技术出版社,2001.

[27] 荣独山.X线诊断学:第三册　骨、关节、眼、耳、鼻、喉[M].2版.上海:上海科学技术出版社,2001.

[28] 白人驹,张雪林.医学影像诊断学[M].3版.北京:人民卫生出版社,2010.

[29] 李果珍.临床CT诊断学[M].北京:中国科学技术出版社,1994.

[30] 郭启勇.介入放射学[M].3版.北京:人民卫生出版社,2010.

[31] 高元桂,蔡幼铨,蔡祖龙.磁共振成像诊断学[M].北京:人民军医出版社,1993.

［32］［英］亚当（Andreas Adam）等. 格－艾放射诊断学［M］.6版. 张敏鸣, 主译. 北京: 人民军医出版社, 2015.

［33］郭启勇, 王振常. 放射影像学（国家卫生和计划生育委员会住院医师规范化培训规划教材）. 北京: 人民卫生出版社, 2015.

缩略词列表

(按缩写字母顺序排序)

缩略词	英文全称	中文全称
ABC	Aneurysmal bone cyst	动脉瘤样骨囊肿
AS	Ankylosing spondylitis	强直性脊柱炎
AVM	Arteriovenous malformation	动静脉畸形
CPR	Curved planar reconstruction	曲面重建
CR	Computed radiography	计算机X线摄影
CTA	Computed tomography angiography	计算机断层血管成像
CT	Computed tomography	计算机断层成像
CTP	CT perfusion	CT灌注
CTV	Computed tomography venography	计算机断层静脉造影
DR	Digital radiography	数字化X线摄影
DSA	Digital subtraction angiography	数字减影血管造影术
DTI	Diffusion tensor imaging	弥散张量成像
ECT	Emission computed tomography	发射型计算机断层成像
EPI	Echo planar imaging	平面回波成像
ERCP	Endoscopic retrograde cholangiopancreatography	经内镜逆行胰胆管造影术

缩略词	英文全称	中文全称
ES	Ewing's sarcoma	尤文氏肉瘤
FD	Fibrous displasia	纤维结构不良
FLAIR	Fluid attenuated inversion recovery	液体衰减反转恢复
FNH	Focal nodular hyperplasia	局灶性结节增生
GRE	Gradient echo	梯度回波
HIE	Hypoxic ischemic encephalopathy	缺氧缺血性脑病
HIS	Hospital information system	医院信息系统
IPMN	Intraductal papillary mucinous neoplasm	导管内乳头状黏液肿瘤
IVP	Intravenous pyelogram	静脉肾盂造影
KUB	Kidney urinary and bladder	腹部平片
LCH	Langerhans cell histiocytosis	朗格汉斯细胞组织细胞增生症
MDT	Multidisciplinary team	多学科协作诊治团队
MIP	Maximum intensity projection	最大密度投影
MRCP	Magnetic resonance cholangiopancreatography	磁共振胰胆管成像
MRI	Magnetic resonance imaging	磁共振成像
MRS	Magnetic resonance spectroscopy	磁共振波谱
MRU	Magnetic resonance urography	磁共振尿路成像
NOF	Nonossifying fibroma	非骨化性纤维瘤
OF	Ossifying fibroma	骨化性纤维瘤
OFD	Osteofibrous displasia	骨性纤维结构不良

缩略词	英文全称	中文全称
PACS	Picture archiving and communication system	图像存储与传输系统
PDA	Patent ductus arteriosus	动脉导管未闭
PDWI	Proton density weighted imaging	质子加权成像
PET	Positron emission tomography	正电子发射体层摄影
PICC	Peripherally inserted central catheter	经外周静脉穿刺置入中心静脉导管
PWI	Perfusion weighted imaging	灌注加权成像
RA	Rheumatoid arthritis	类风湿关节炎
RIS	Radiology information system	放射信息系统
SAH	Subarachnoid hemorrhage	蛛网膜下腔出血
SSD	Surface shaded display	表面遮盖法显示
SWI	Susceptibility weighted imaging	磁敏感加权成像
TACE	Transcatheter arterial chemoembolization	经导管动脉化疗栓塞术
TORCH	Toxoplasma Rubella virus Cytomegalo virus HerpesStmplex virus	弓形虫 风疹病毒 巨细胞病毒 单纯疱疹病毒
US	Ultrasonography	超声波成像
VR	Volume rendering	容积再现